Viva Melhor

RELAXAMENTO

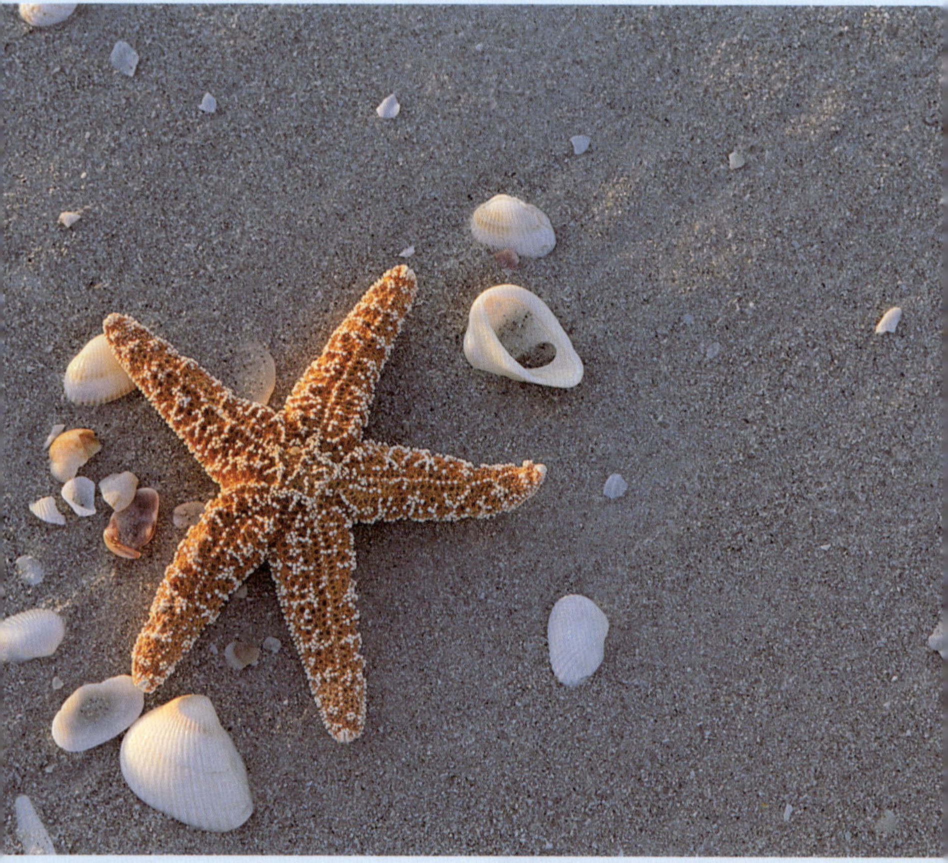

Dra. Sarah Brewer

Viva Melhor

RELAXAMENTO

Exercícios e inspirações para o seu bem-estar

PUBLIFOLHA

Título do original: *Live Better – Relaxation*

Esta obra foi publicada originalmente no Reino Unido e na Irlanda, em 2003, pela Duncan Baird Publishers, Castle House, Wells Street, 75-76, 6º andar, Londres W1T 3QH

COORDENAÇÃO DO PROJETO: PUBLIFOLHA
Coordenação editorial: Camila Saraiva
Assistência editorial: Adriane Piscitelli
Coordenação de produção gráfica: Soraia Pauli Scarpa
Assistência de produção gráfica: Mariana Metidieri

EDIÇÃO ORIGINAL:
Gerente editorial: Judy Barratt
Editora: Louise Nixon
Edição de arte: Manisha Patel
Projeto gráfico: Allan Sommerville
Pesquisa iconográfica: Cecilia Weston-Baker

PRODUÇÃO EDITORIAL: ESTÚDIO SABIÁ
Edição: Fernando Wizart
Tradução: Candombá
Preparação: Rosane Albert
Revisão: Hebe Ester Lucas e Célia Regina Rodrigues de Lima
Capa: til
Editoração eletrônica: Pólen Editorial

Dados Internacionais de Catalogação na Publicação (CIP)
(Câmara Brasileira do Livro, SP, Brasil)

Brewer, Sarah
Relaxamento : exercícios e inspirações para o seu bem-estar / Sarah Brewer ; [tradução Candombá]. – São Paulo : Publifolha, 2009. – (Viva melhor)

Título original: Live better : relaxation
ISBN 978-85-7402-997-9

1. Autoajuda - Técnicas 2. Estresse (Fisiologia) 3. Estresse (Psicologia) 4. Meditação 5. Psicologia 6. Relaxamento - Técnica I. Título. II. Série.

08-11610 CDD-158.1

Índices para catálogo sistemático:
1. Relaxamento : Autoajuda : Psicologia aplicada 158.1
2. Estresse : Autoajuda : Psicologia aplicada 158.1

A grafia deste livro segue as regras do **Novo Acordo Ortográfico da Língua Portuguesa**.

PUBLIFOLHA
Divisão de Publicações do Grupo Folha
Al. Barão de Limeira, 401, 6º andar
CEP 01202-900, São Paulo, SP
Tel.: (11) 3224-2186/2187/2197
www.publifolha.com.br

Este livro foi impresso em dezembro de 2008 pela gráfica Corprint sobre papel offset 120 g/m²

sumário

INTRODUÇÃO

Como médica, já vi centenas de pessoas com a saúde e a qualidade de vida seriamente comprometidas por excesso de estresse, e ministrei seminários, a executivos e médicos sobrecarregados por suas atividades, a respeito de como lidar com esse fator. No entanto, ao longo dos anos, também percebi como as técnicas de relaxamento, incorporadas ao cotidiano das pessoas, ajudam a diminuir o peso da rotina e as fazem viver mais felizes e saudáveis.

Curiosamente, percebo que, quando as pessoas estão completamente estressadas, a última coisa em que pensam é reservar um tempo específico para relaxar. Geralmente escuto a justificativa lógica de que há coisas mais "importantes" para fazer. No entanto, com um pouco de persuasão, mesmo alguém ocupadíssimo logo percebe que períodos curtos de relaxamento exercem impacto positivo na saúde e no bem-estar. De início, esses períodos de "desestressamento" funcionam como um tempo de "ajuste" para ajudar a corrigir os efeitos do estresse acumulado. Em seguida, porém, eles se tornam uma prática habitual de controle do nível de estresse.

Como você provavelmente já sabe, um pouco de pressão na vida é essencial para podermos dar o melhor de nós mesmos: um certo nível de pressão ajuda a gerar atividade e leva à realização das tarefas. Entretanto, em excesso, ela pode causar sintomas físicos e emocionais, facilmente resumidos na palavra "estresse". Por outro lado, se você viver apenas em sua "zona de conforto", é improvável que aproveite todo o seu potencial. Isso pode resultar em carência de estímulo, tédio e até falta de objetivo ou significado na vida.

Este livro pretende ajudar você a incorporar o relaxamento ao cotidiano, para que desfrute as vantagens da pressão positiva sem sucumbir aos efeitos nocivos da pressão negativa, ou estresse. Ele traz algumas frases de bom senso e citações para inspirá-lo, além de sugestões de diversos tipos de exercícios para relaxar tanto o corpo quanto a mente. Crie um sistema próprio de relaxamento: escolha os exercícios que mais o atraem e reserve um tempo para praticá-los. Comece com dois ou três por semana e aumente a frequência gradualmente até chegar a um por dia.

Capítulo 1

o direito ao relaxamento

O relaxamento – estado de calma mental e ausência de tensão física – é essencial para a saúde e o bem-estar. O problema é que na vida moderna o estresse parece ser o estado rotineiro normal. Embora um certo grau de estresse seja importante para nos ajudar a enfrentar os desafios, em excesso e por tempo demasiado ele pode causar problemas de saúde. Para cultivar o nosso direito ao relaxamento, precisamos primeiro identificar por que o estresse se instalou.

A maioria das pessoas consegue reconhecer de imediato quando está estressada. Além dos sintomas físicos (pulso acelerado, suor abundante, tensão muscular etc.), surgem ainda problemas emocionais, como ansiedade e desesperança. Podem também aparecer mudanças de comportamento, como agressividade ou maior dependência de cigarros ou do álcool.

Os exercícios sugeridos neste livro são eficazes para combater todos os efeitos do estresse. Neste capítulo, descobriremos a necessidade de relaxar no cotidiano e exploraremos o que é o estresse e como ele afeta o corpo e a mente. Aprenderemos também a identificar suas causas no dia-a-dia. Por fim, daremos os primeiros passos para cultivar o relaxamento, monitorando as respostas de estresse, fazendo exercícios simples para relaxar e abrindo a mente para os conceitos orientais de fluxo de energia.

A NECESSIDADE DE RELAXAR

O relaxamento feito com consciência é vital para o bem-estar prolongado, pois ajuda a equilibrar os efeitos negativos do estresse na saúde mental e física. Quando fazemos um esforço consciente para relaxar, por meio de técnicas como meditação, visualização, massagem e exercícios, aquietamos a mente (deixando todos os pensamentos desagradáveis de lado) e o corpo. O relaxamento traz muitos benefícios fisiológicos, desde a diminuição da pressão sanguínea e da arteriosclerose (espessamento das paredes arteriais) até a redução da deterioração dos neurônios e da perda de memória relacionada à idade.

Quando o corpo sai de uma situação com alta carga de estresse, nosso mecanismo de resposta inato, ou mecanismo de "luta ou fuga" (ver pp. 13-15), é desativado e ocorre uma reação oposta conhecida como resposta de "repouso e digestão". É possível desativar a resposta de estresse conscientemente por meio da respiração e de exercícios de relaxamento. Assim, a pulsação e a respiração ficam mais lentas e a tensão muscular diminui.

O FATOR ESTRESSE

O que é estresse?

Hoje, o termo "estresse" é amplamente usado com sentido negativo para descrever o estado em que se lida com uma pressão maior do que o suportável – no plano mental, físico ou emocional. Apesar de parecer estranho, há um nível ótimo de pressão para cada pessoa. Esse nível adequado propicia uma carga de estresse no corpo e na mente que atua de maneira positiva, gerando desafios, ânimo e motivação. No entanto, quando se ultrapassa o nível ótimo, sintomas físicos, emocionais e comportamentais desagradáveis começam a surgir, indicando que há algo errado. Muitos deles se ligam a problemas de saúde e podem ocorrer isolados ou em conjunto. Alguns grupos de sintomas às vezes desencadeiam outros. Dores de cabeça, falta de energia, insônia, tensões corporais, ingestão exacerbada ou mínima de alimentos, sentimentos de tristeza ou depressão e emoções extremas, como raiva ou frustração, são sintomas de muito estresse ou "distresse" (estresse negativo).

Não há um nível universal de pressão a partir do qual o distresse se desencadeia. Cada indivíduo suporta determinada carga de pressão, e a capacidade de lidar com ela varia de ocasião para ocasião. Estudos mostram que em geral o estresse é criado pela própria pessoa – os sentimentos reprimidos de insegurança produzem uma sensação de impotência ou inaptidão diante das mudanças no trabalho ou em casa. A boa notícia é que, se somos capazes de criar o distresse, também podemos combatê-lo!

"Luta ou fuga" – a reação física

O corpo responde ao distresse de várias maneiras. A mais básica delas é o mecanismo de "luta ou fuga", que foi crucial para a sobrevivência dos primeiros seres humanos. Essa resposta física deve a maioria de seus efeitos fisiológicos à adrenalina (epinefrina), hormônio produzido pelas glândulas adrenais. Em períodos de estresse elevado, quase imediatamente os níveis de adrenalina no sangue sobem de forma espantosa. A adrenalina provoca vários efeitos no corpo, que incluem um ou todos os exemplos seguintes:

- O coração contrai-se mais rápido e com mais força, o que

aumenta a pulsação e a pressão sanguínea, com o fim de enviar mais sangue para o cérebro e os músculos. Isso nos torna mais alertas e responsivos ao perigo.

- O nível de açúcar no sangue aumenta, fornecendo um reforço de energia para os músculos.
- As glândulas sudoríparas aumentam a sudorese, preparando-se para baixar nossa temperatura durante um exercício inesperado.
- Os músculos ficam tensos e prontos para a ação; você pode ficar trêmulo.
- A respiração acelera para que o corpo receba mais oxigênio.
- As pupilas dilatam-se para aumentar o campo de visão.
- Os intestinos esvaziam-se (por meio de diarreia nervosa ou vômito) para que você fique mais leve para correr.
- Substâncias químicas são lançadas no sangue para ajudá-lo a coagular mais rapidamente e fazer que os vasos sanguíneos rompidos se comprimam, reduzindo o volume do sangramento ocasionado por possíveis cortes ou ferimentos.

Como os exemplos deixam claro, no primeiro estágio da resposta de estresse o corpo mobiliza energia (que em seguida é consumida e esgotada). Essa resposta era vital para os primeiros seres humanos, que precisavam de tais mudanças a fim de deixar o corpo preparado para lutar contra inimigos ou animais selvagens. Para nossos ancestrais, o exercício vigoroso envolvido no mecanismo de luta ou fuga ajudava a consumir a explosão de energia e, portanto, a neutralizar os efeitos da adrenalina e equilibrar os sistemas do corpo (homeostase). Mas, nos tempos modernos, dificilmente necessitamos lutar ou fugir. Em geral, ficamos estressados em condições que demandam menos consumo de energia (em um engarrafamento ou numa negociação complicada com um cliente, quase não nos mexemos). Como resultado, o estresse não se "esgota" e seus efeitos acumulam-se no corpo, levando a problemas de saúde a longo prazo.

Como superar o estresse

Descobrir o nível ótimo de pressão ou tensão é como afinar as cordas de um instrumento musical: se ficarem muito frouxas arruínam o som; se estiverem retesadas demais podem quebrar. No entanto, quando ajustamos a tensão corretamente, as cordas funcionam em harmonia para produzir um som perfeito.

UM MOMENTO SÓ PARA MIM

Procure reservar um tempo para relaxar pelo menos uma vez ao dia. Se puder, reserve o mesmo horário todos os dias, para que o relaxamento se torne uma parte natural de sua rotina. Peça às pessoas que não o visitem nem liguem para você nesse período. Procure um local aconchegante, confortável e calmo para se sentar e meditar. Ponha uma fita ou CD com sons contínuos (como o som do mar ou do vento) e acenda um incenso para criar uma atmosfera tranquila. Você pode praticar uma das meditações ou visualizações deste livro ou simplesmente sentar-se em silêncio e esvaziar a mente dos acontecimentos do dia.

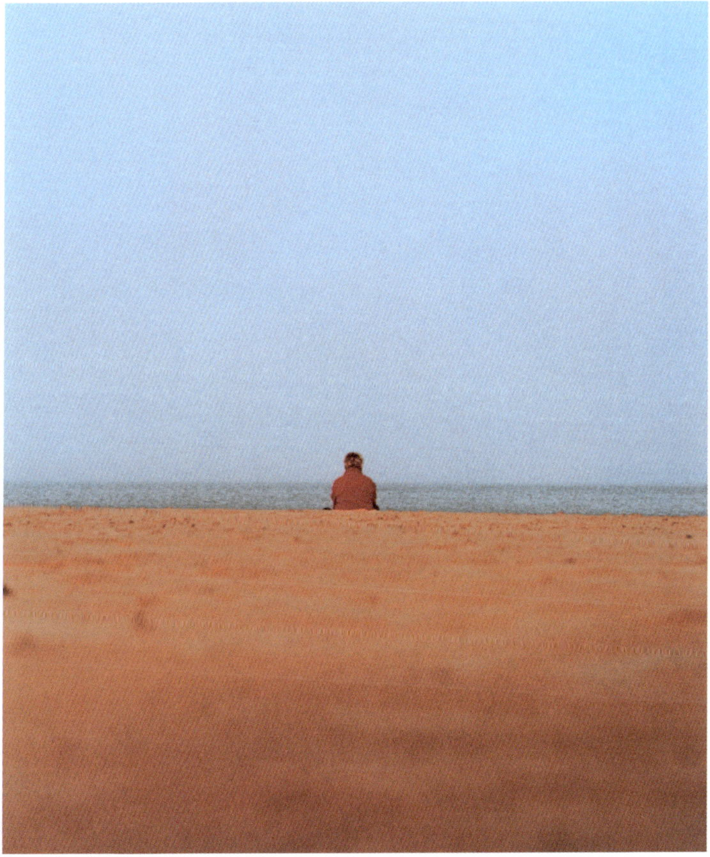

COMO IDENTIFICAR OS DESENCADEADORES

Manter um diário do estresse, mesmo que apenas por uma semana, vai ajudá-lo a identificar as principais causas do distresse em sua vida e a monitorar as respostas negativas (físicas, emocionais e comportamentais) que elas desencadeiam.

Para cada dia da semana, divida a página de um caderno em cinco colunas, nomeando-as com os seguintes cabeçalhos (como na página ao lado): Horário, Situação, Sentimentos, Respostas negativas e Ações corretivas. Leve sempre o caderno com você e, quando possível, anote os dados da situação estressante logo depois que ela ocorrer (em vez de confiar na memória). Registre seus sentimentos da forma mais exata que conseguir e tente identificar imediatamente uma ação corretiva simples.

No fim da semana, analise o diário e realize estes questionamentos: que situações mais o estressaram? Suas respostas foram apropriadas? Em caso negativo, de que maneira mais construtiva você poderia ter reagido? Faça um esforço consciente para implementar as ações corretivas.

SEGUNDA-FEIRA

Horário	Situação	Sentimentos	Respostas negativas	Ações corretivas
8:25	*Fiquei preso no congestionamento.*	*Preocupação por chegar atrasado ao trabalho.*	*Gritei com outros motoristas que dirigiam devagar.*	*Colocar música calma para tocar no carro.*
8:45	*Perdi o ônibus.*	*Chateação e irritação.*	*Comi uma rosquinha frita no café-da-manhã.*	*Levantar-se mais cedo; fazer um café--da-manhã saudável.*
9:45	*O computador apresentou problemas.*	*Frustração por não poder continuar trabalhando.*	*Reclamei com todos na empresa por causa do sistema de computação.*	*Falar com calma com o responsável pela manutenção dos computadores.*
12:30	*Recebi uma ligação desagradável de um cliente insatisfeito.*	*Chateação, nervosismo. O atraso na entrega não foi culpa minha.*	*Tomei duas taças de vinho no almoço e me queixei com os colegas.*	*Correr no horário do almoço para queimar hormônios do estresse e manter a forma.*
18:00	*Fiz compras em um supermercado lotado.*	*Frustração, irritação, nervosismo.*	*Fui para casa sem vários itens de que precisava. Comprei guloseimas para compensar.*	*Fazer as compras pela internet e recebê-las em casa.*

COMO RECONHECER OS SINAIS

Alguns dos sinais iniciais da alta carga de pressão podem ser tão brandos que simplesmente passam despercebidos: dentes cerrados são apenas um dos exemplos de sintomas físicos. Porém os sintomas também podem ser emocionais ou comportamentais. Aprender a reconhecer esses sinais é uma das chaves mais importantes para conseguir relaxar.

Sintomas físicos

Fique atento a períodos em que você sua mais ou fica mais corado, com o pulso acelerado, trêmulo, com náuseas ou diarreia nervosa. Quando a resposta de estresse é prolongada, também é possível apresentar palpitações, tontura, fraqueza, torpor ou dormência. Alguns desses sintomas resultam do aumento da velocidade da respiração (hiperventilação). O distresse prolongado pode levar a dores de cabeça causadas por tensão, enxaquecas, insônia, exaustão e pesadelos. Também há maior propensão para contrair tosses, resfriados, herpes labiais e aftas. Atente às áreas de tensão muscular, sobretudo nos ombros e no pescoço.

Sintomas emocionais

Observe eventuais sentimentos de ansiedade (em casos extremos, podem levar ao pânico). Você pode sentir dificuldade em se concentrar ou tomar decisões, trabalhar demais por temer o fracasso ou então se sentir completamente impotente. Outro sintoma é a diminuição do desejo sexual.

Sintomas comportamentais

As pessoas sob estresse excessivo costumam mudar de comportamento. Algumas se tornam muito dependentes de álcool, cigarros ou drogas (receitadas por médicos ou ilegais), por exemplo. Outras simplesmente deixam de lado a calma e a tranquilidade, ficam irritadiças e tomam atitudes irracionais. Outros sintomas comuns são comportamentos obsessivos ou compulsivos, como ingestão demasiada ou mínima de alimentos. Algumas pessoas ficam agressivas, enquanto outras se desviam do caminho habitual para evitar certos locais, situações ou pessoas.

Se você apresentar algum desses sintomas, é hora de buscar o equilíbrio do corpo e da mente.

LIVRE-SE DO ESTRESSE

Muitos de nós "internalizamos" sentimentos nos períodos de estresse, mas reprimi-los é uma das piores coisas a fazer. Isso causa o acúmulo volátil de emoções negativas, que podem explodir a qualquer momento. Faça um esforço consciente para liberar o estresse de forma constante. No fim do dia, reflita sobre os acontecimentos que o deixaram ansioso. Ao recordar cada situação, procure visualizá-la sem fazer julgamentos. Depois, expire e imagine que com a expiração você oferece o problema ao Universo e se livra do peso.

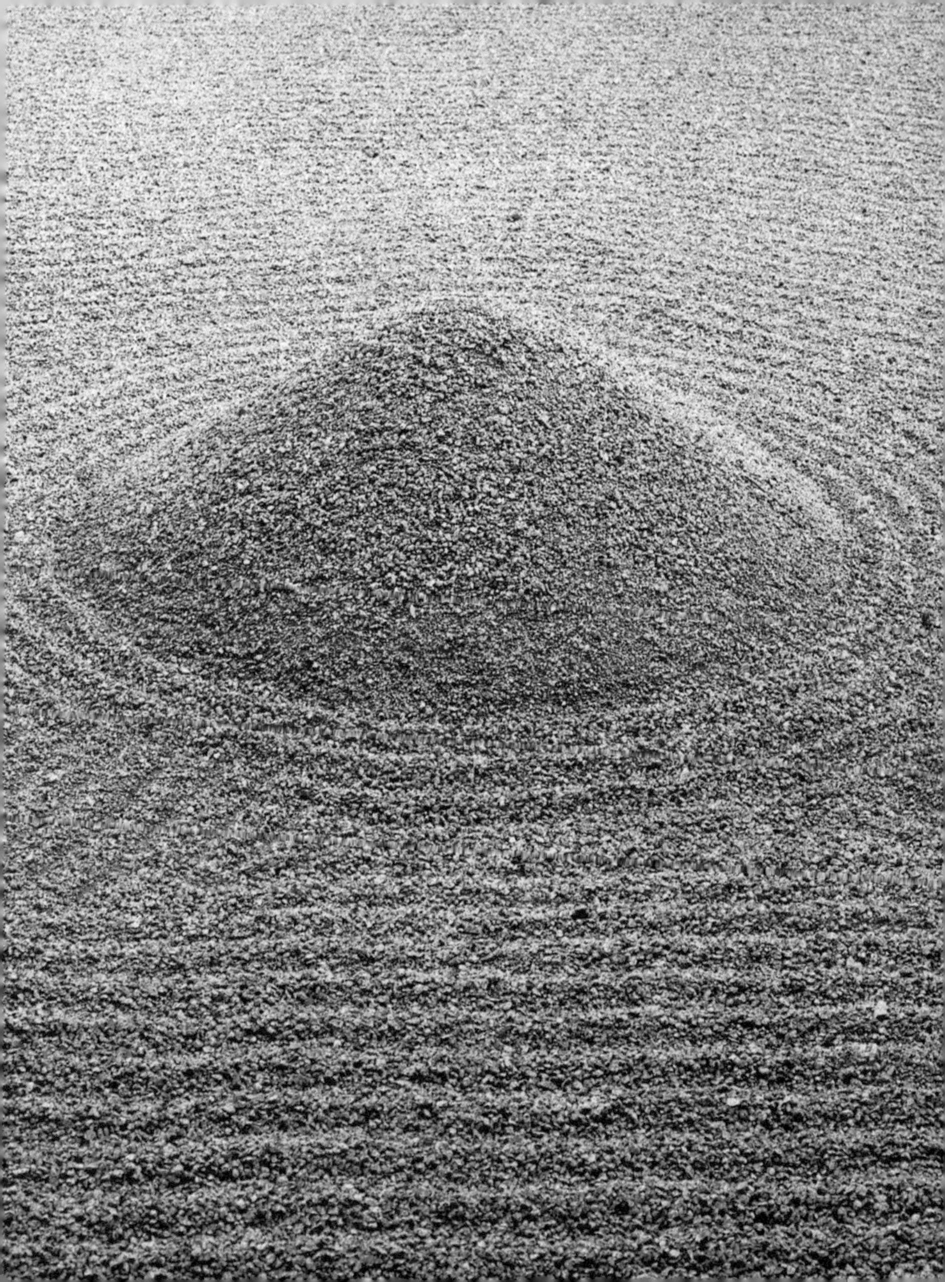

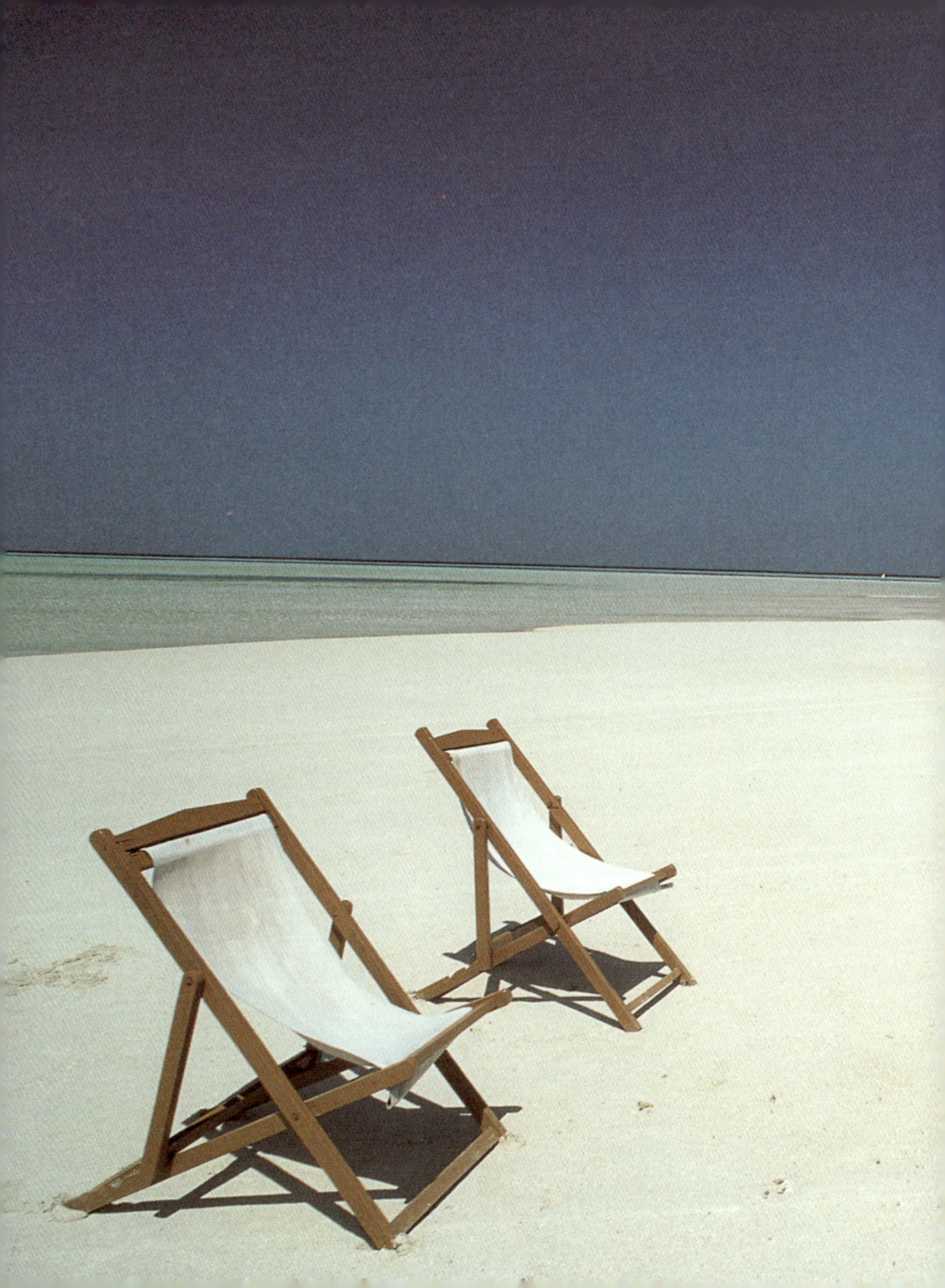

VISUALIZAÇÃO RELAXANTE

A visualização oferece um escape eficaz para o estresse do cotidiano. Com ela, você cria um refúgio idílico, ao qual poderá recorrer a qualquer momento. Na primeira vez em que praticar a visualização, lembre-se de prestar atenção em todos os detalhes, para que possa recriar o seu paraíso rapidamente em situações de estresse no futuro.

1 Sente-se confortavelmente e feche os olhos. Imagine uma praia deserta de areia dourada, com um mar azul-turquesa e uma magnífica vegetação tropical.

2 Use todos os sentidos para explorar esse mundo imaginário: sinta o calor do sol na pele, a areia fofa sob os pés e a brisa agradável nos cabelos. Desfrute os tons vibrantes de vermelho, amarelo e laranja dos pássaros e das flores; sinta o cheiro de água salgada. Que sons você escuta?

3 Desfrute o cenário até se sentir tranquilo. Quando estiver pronto, traga a consciência lentamente para o momento presente.

O EQUILÍBRIO DO CH'I

Segundo algumas filosofias orientais, a saúde e o bem--estar dependem do equilíbrio de uma energia vital invisível, conhecida como *qi* ou *ch'i* na China e *ki* no Japão. Quando estamos saudáveis, o *ch'i* flui suavemente pelos canais do corpo, os meridianos. O fluxo do *ch'i* depende do equilíbrio entre duas forças complementares, mas opostas: o *yin* e o *yang*. Se o *yin* e o *yang* estiverem desequilibrados (devido a estresse, a uma dieta ruim ou a negligência espiritual), o fluxo de energia nos meridianos ficará bloqueado, o que causa os sintomas das doenças.

Muitos exercícios e terapias médicas do Oriente (como acupuntura, acupressão, *shiatsu* e *tai chi*) concentram-se no reequilíbrio do *yin* e do *yang*, a fim de harmonizar o fluxo do *ch'i* no corpo.

Pensar no relaxamento como uma forma de reequilibrar a energia corporal é útil para as meditações e visualizações, além de ser um princípio importante a incorporar ao dia-a-dia. Mantenha isso em mente durante o relaxamento.

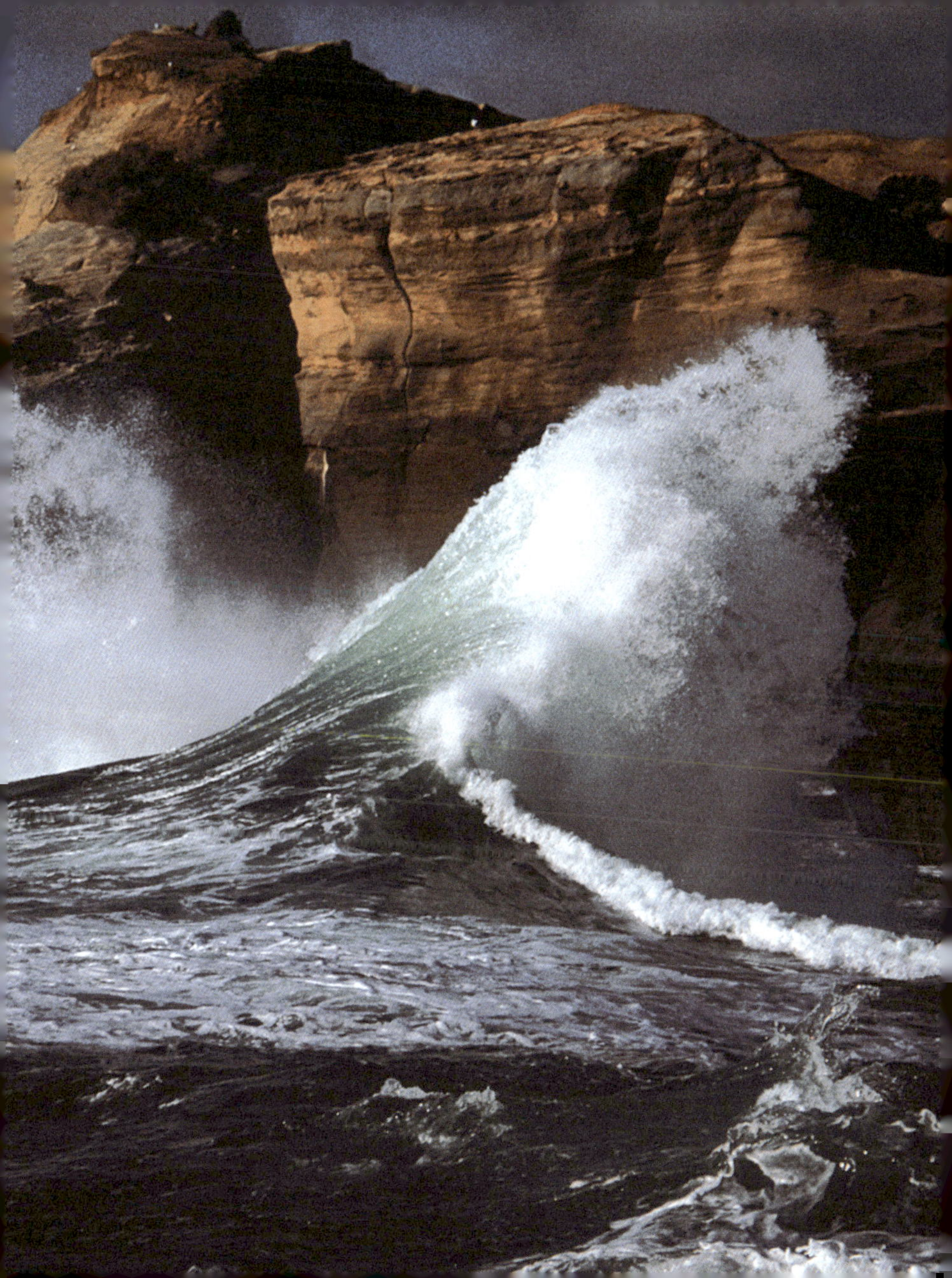

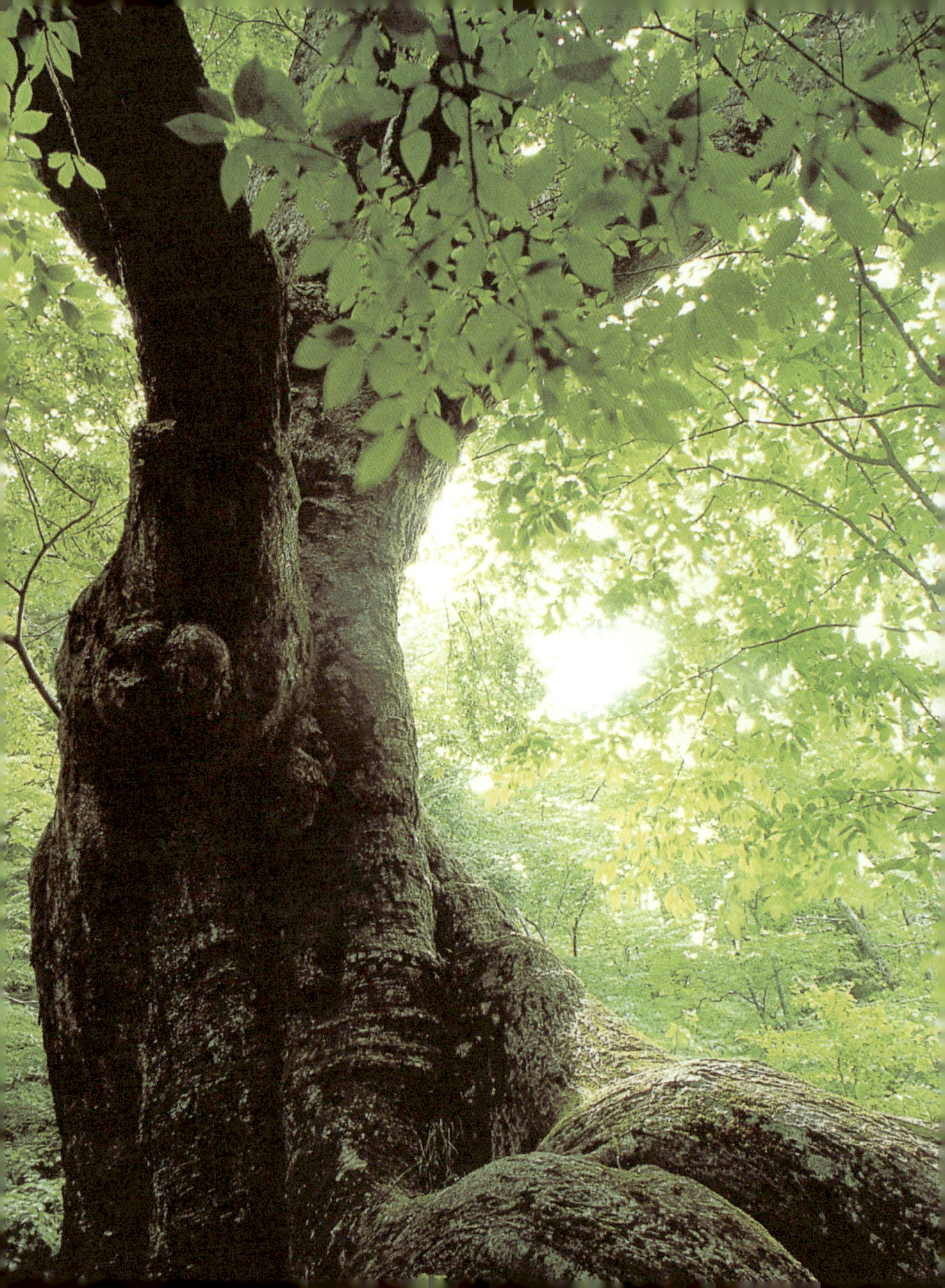

Se eu conservar um ramo verde no coração,
nele um pássaro pousará cantando.

PROVÉRBIO CHINÊS

O *ch'i* está dentro de cada um de nós.
O céu, a terra e todas as criaturas precisam
do *ch'i* para viver. Os que sabem como
fazer fluir o *ch'i* estarão protegidos,
e suas doenças, curadas.

KO HUNG

(C. 281-C. 341)

Capítulo 2

a harmonia corpo-mente

Como já se sabe, o estresse acumula-se no corpo (os músculos se tensionam, a respiração torna-se ofegante e irregular e experimentamos desconfortos físicos, como dores de cabeça ou esgotamento). Por isso, faz sentido que o primeiro passo para relaxar seja usar métodos físicos para reequilibrar o corpo e a mente.

O relaxamento é um processo holístico. Quando cuidamos do lado físico, fazemos o mesmo com o lado mental. Neste capítulo exploraremos várias maneiras de acalmar o corpo e, nesse processo, a mente. Analisaremos técnicas físicas precisas, como a ioga (que procura equilibrar a mente e o corpo por meio de postura, respiração, consciência e meditação) e exercícios de respiração especiais (que ajudam a lembrar como é tranquilizante respirar fundo e regularmente). Também descobriremos como exercícios de relaxamento muscular profundo ajudam a liberar a tensão acumulada que, caso contida, pode provocar dores e rigidez em músculos e articulações. Aprenderemos como a consciência profunda dos sentidos pode ser valiosa para nos ajudar a alcançar tranquilidade. Por exemplo, alguns tipos de massagem estimulam o corpo a liberar analgésicos naturais e a equilibrar a energia *ch'i*, enquanto a musicoterapia ajuda a diminuir a intensidade das ondas cerebrais e induz o relaxamento profundo.

IOGA

Praticar ioga é uma ótima maneira de equilibrar a mente e o corpo. Uma das tradições filosóficas da Índia, a origem da ioga se deu no vale do Indo (no atual Paquistão) há mais de 3 mil anos. No Ocidente, a prática tornou-se cada vez mais popular nos últimos anos graças a seus benefícios comprovados. A ioga apresenta oito linhas, mas todas têm o mesmo propósito – a realização pessoal por meio da união do corpo e da mente.

A hataioga, termo geral para as linhas que se concentram no trabalho da postura, é a forma mais difundida no Ocidente. A prática das posturas (ássanas) libera a tensão muscular e aumenta a flexibilidade, além de acalmar a mente. Como todas as terapias, é melhor realizar os exercícios com um professor qualificado que possa indicar as posições mais adequadas a você. A respiração é elemento crucial na prática da ioga, pois desempenha papel importante na harmonização mental e emocional.

MEDITAÇÃO

A meditação é uma disciplina que utiliza o poder da mente para controlar os pensamentos, acalmar o corpo e alcançar um estado mental elevado ou a consciência espiritual. Ao concentrar a mente num objeto específico (como a chama de uma vela), numa visão ou num som, ou voltando-a para um estado de tranquilidade interna, é possível esquecer as distrações e aprender a acessar mais plenamente o "eu interior". Os que já praticam meditação há tempo podem entrar num estado semelhante ao transe, no qual o cérebro produz a onda teta, ligada ao relaxamento profundo.

Um dos focos mais comuns para a meditação é o som. Algumas pessoas utilizam mantras tradicionais, como "om", mas uma palavra ou frase com um sentido pessoal (chamada de afirmação) também é eficaz. Experimente meditar com a frase "Estou em paz". Vários exercícios deste capítulo apresentam técnicas que podem ajudar você a alcançar um estado meditativo, entre elas a visualização (ver p. 37), na qual se evoca o cenário mentalmente, e a consciência respiratória (ver p. 43).

Liberte-se da identificação com o corpo e permaneça relaxado em estado de consciência e irás, nesse exato momento, encontrar a felicidade e a paz.

ASHTAVAKRA GITA (SÉCULO 8º)

Ofereça a seus pensamentos a oportunidade de se acalmar. Então sinta a mente como um lago límpido e calmo na floresta.

BUDA

(C.563-C. 483 A.C.)

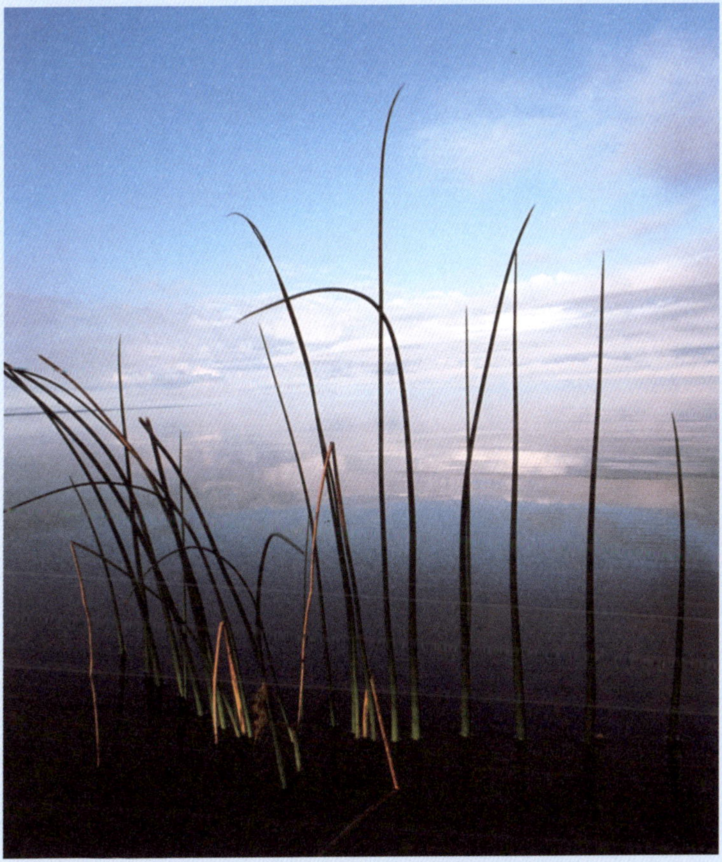

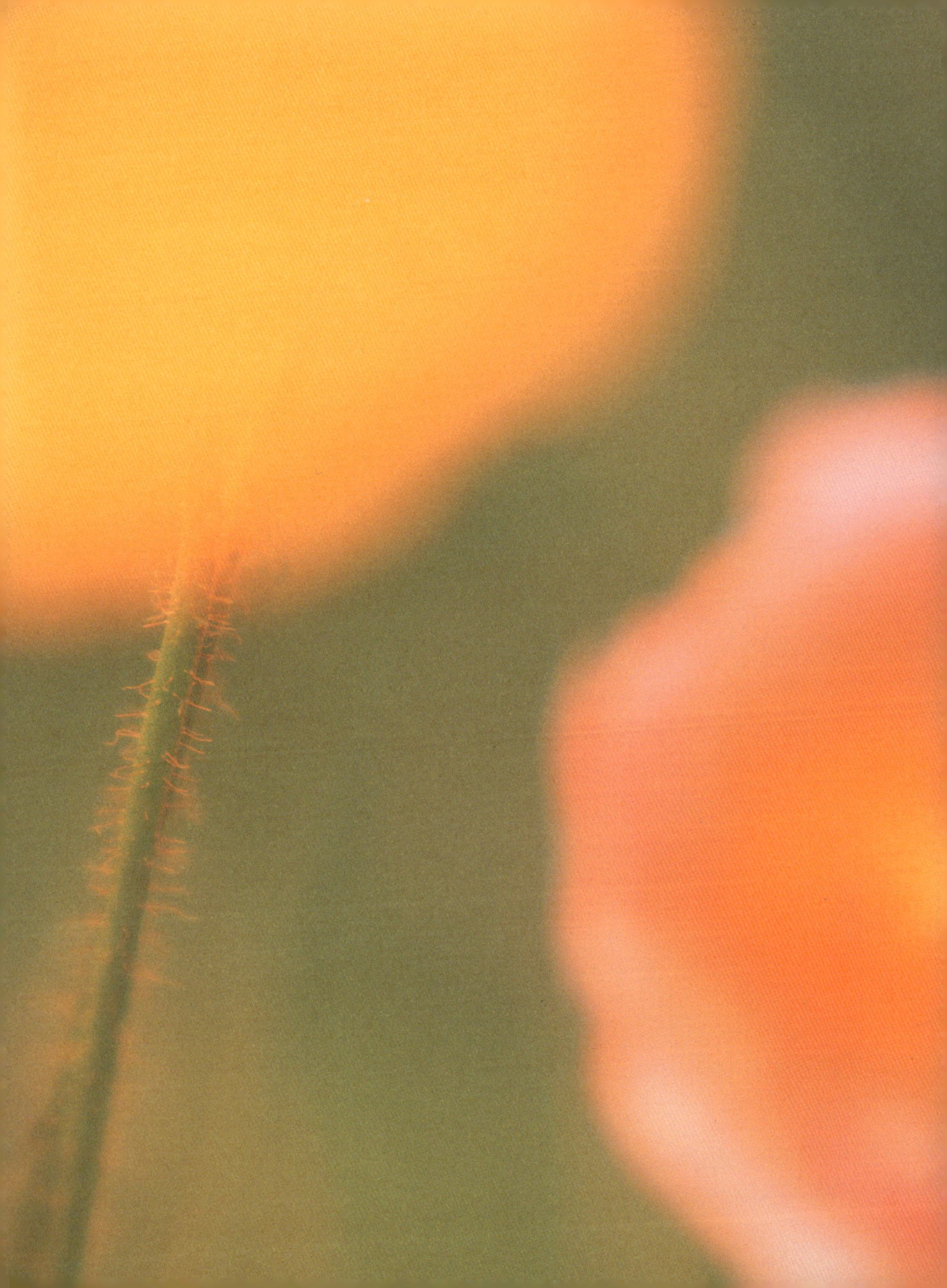

VISUALIZAÇÃO TRANQUILIZADORA

Nesta visualização, seus sentidos explorarão as cores, os sons e os perfumes de um belo jardim. Utilize-a sempre que precisar se acalmar.

1 Sente-se confortavelmente em um local calmo, à meia-luz. Feche os olhos e pense em sua cor favorita – deixe-a cobrir todo o seu campo de visão.

2 Agora, visualize um jardim cheio de plantas e flores – explosões de verde intercaladas com amarelo, laranja, vermelho, rosa e branco. Nuvens pairam no céu azul e raios de sol dourados atravessam as folhas das árvores.

3 Use o olfato e a audição. Sinta o cheiro de rosas e de madressilvas no ar. Ao fundo, ouça o zumbido dos insetos, o barulho do vento balançando as folhas e os pássaros gorjeando e cantando. Concentre-se nesses perfumes e sons por um momento, enquanto é transportado para um estado de relaxamento e meditação.

4 Quando se sentir pronto, deixe que a imagem do jardim se desfaça lentamente e abra os olhos.

O SORRISO INTERNO

Na próxima vez em que se sentir tenso ou estressado, experimente a técnica do "sorriso interno". Na antiga medicina chinesa, uma abordagem similar a essa ativava o *tan tien*, o centro de energia do corpo, logo abaixo do umbigo. Pense em algo que o faça feliz: pode ser o cheiro de pão saindo do forno ou uma lembrança alegre – qualquer coisa que o leve a abrir um sorriso interno. Deixe o sorriso viajar dentro de você até chegar ao abdômen, espalhando calor por todo o corpo.

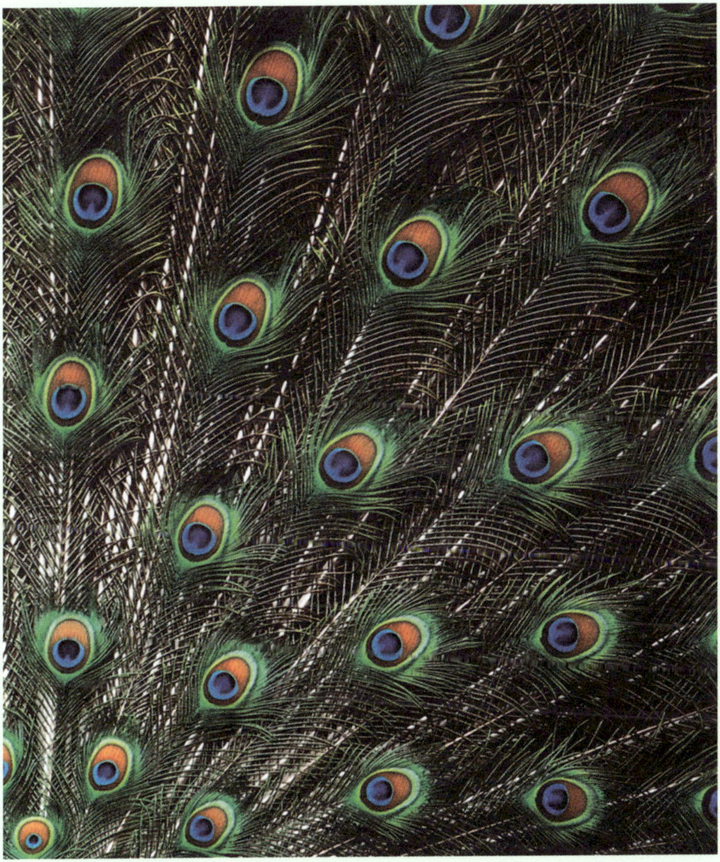

APRENDA A RESPIRAR

Existe uma relação estreita entre o estado de espírito e a maneira como se respira – os iogues antigos o demonstraram há milhares de anos. Em geral, a maioria das pessoas usa apenas um terço de sua capacidade pulmonar na inspiração. Isso costuma acontecer simplesmente devido ao mau hábito, mas às vezes pode ser um resultado direto do estresse.

Quando estamos relaxados, a respiração é lenta, profunda e regular. Durante os períodos de estresse, ela se torna rápida, ofegante e irregular: você pode suspirar profundamente, arfar e até mesmo prender a respiração. Nesses momentos, o ritmo dela pode aumentar de uma média de dez para aproximadamente 20 inspirações por minuto. Ao se sentirem muito ansiosas ou em crise de pânico, algumas pessoas chegam a uma média de até 30 inspirações por minuto. A respiração muito acelerada (ou hiperventilação) afeta a maneira como o oxigênio e o dióxido de carbono entram e saem do corpo, desequilibrando a proporção desses gases no organismo. Isso provoca outros sintomas, como dores no peito, espasmos musculares e até mesmo o colapso total, caso a hiperventilação persista por um longo período. Atualmente, ela é considerada um dos principais desencadeadores dos ataques de pânico.

Os exercícios de respiração são parte integral das práticas de relaxamento orientais, como a ioga e a meditação. Os iogues acreditam que a respiração incorpora a força vital, ou prana (conceito parecido com o *ch'i* chinês; ver p. 26). Acredita-se que os exercícios de respiração, ou pranaiama, tragam a harmonia mental e emocional, ao estabelecer a ligação da respiração com o corpo e a mente.

Observar como respiramos é crucial para o relaxamento. Respire calma, lenta e profundamente, sentindo o movimento do diafragma. Para ajudar na conscientização corporal, coloque a mão no abdômen e sinta o distender-se, enquanto os pulmões e o diafragma se expandem (na respiração ofegante, é o peito que se expande). Você também pode tentar visualizar a chama de uma vela à sua frente – imagine que ela apenas oscila enquanto você inspira e expira. Lembre-se de manter os músculos da barriga e dos ombros relaxados (ver p. 49), pois a tensão interfere na respiração profunda.

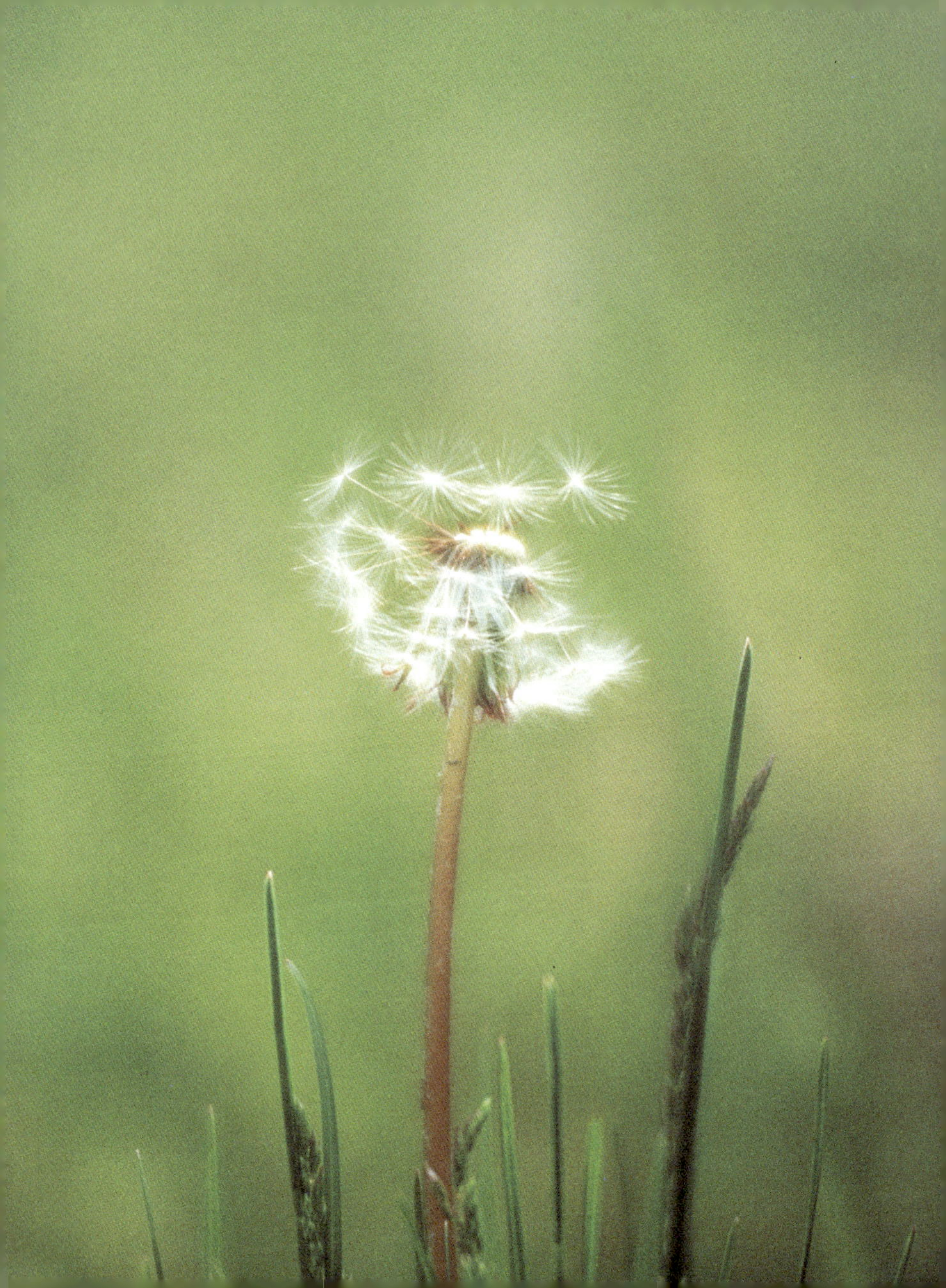

A RESPIRAÇÃO COMPLETA

Acredita-se que o controle da respiração iogue, ou pranaiama, influencie o fluxo do prana no corpo, proporcionando saúde, longevidade e até iluminação espiritual. Este exercício é conhecido como "respiração completa".

1 Tire os sapatos, afrouxe as roupas e deite-se de costas no chão, de olhos fechados, com os braços relaxados estendidos ao longo do corpo. Enquanto inspira lentamente pelo nariz, visualize seus pulmões enchendo-se de ar e se expandindo. Quando estiverem cheios, prenda a respiração por um instante antes de expirar devagar (também pelo nariz), esvaziando-os completamente.

2 A próxima inspiração deve ser mais curta (de dois a três segundos). Prolongue as próximas expirações de forma gradual, até sete ou oito segundos.

3 Concentre-se em manter o movimento do ar lento e contínuo (não expire muito rápido e prenda a respiração até o fim da contagem antes de inspirar novamente). Continue o exercício pelo tempo que desejar.

Quando a respiração está irregular, a mente também está. Mas, quando ela está tranquila, assim está a mente.

HATAIOGA PRADIPIKA (SÉCULO 14)

O pranaiama [controle da respiração] é o controle da inspiração, da expiração e da suspensão da respiração. Se você observar a extensão e a duração dessas fases, sua respiração se tornará profunda e sutil.

PATAÑJALI

SUTRAS DA IOGA (C. 200 A.C.-C. 200 D.C.)

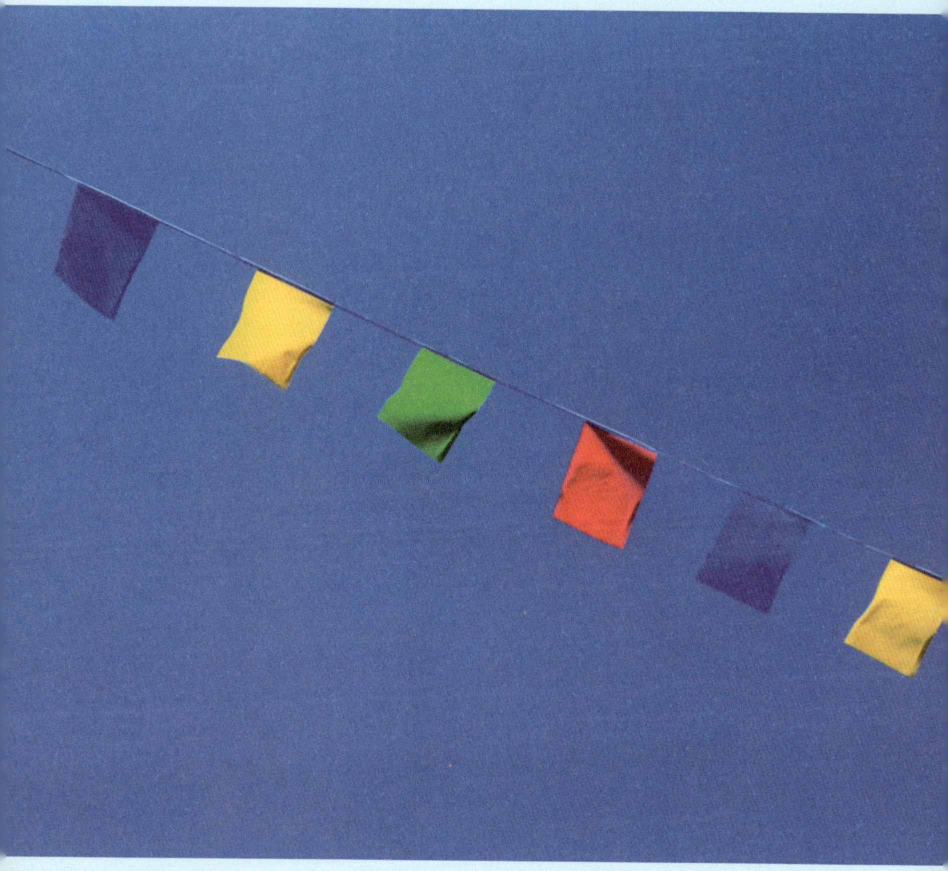

RESPIRAÇÃO TRANQUILIZADORA

É possível se acalmar simplesmente levando a consciência para a respiração. Se uma situação o deixar nervoso, concentre-se na respiração por alguns instantes. Ao inspirar, expanda o abdômen como se estivesse enchendo uma bexiga na barriga. Tente mover o peito o mínimo possível. Ao expirar, solte os ombros e contraia o abdômen para retirar todo o ar, como se apertasse uma esponja para retirar a água. Repita, fazendo duas respirações completas.

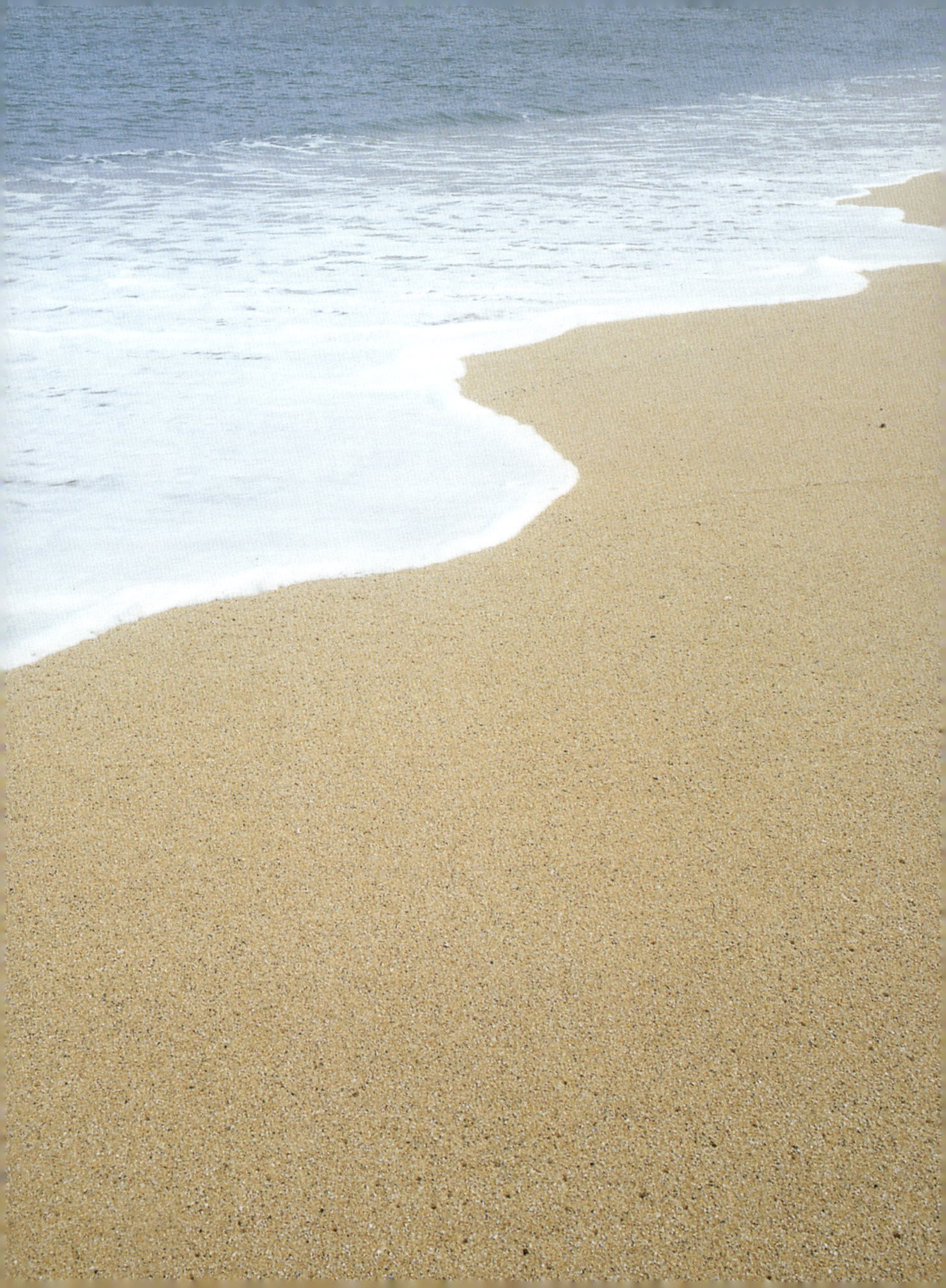

MOVIMENTE AS MÃOS E AS PERNAS

Este é um exercício excelente para aliviar a tensão e pode ser feito em qualquer lugar. Sacuda as mãos e os braços por um minuto e depois as pernas e os pés. Quando parar de movimentá-los, seus músculos estarão totalmente relaxados.

PARA RELAXAR O PESCOÇO E OS OMBROS

Costuma-se concentrar a tensão nos ombros e no pescoço. Com os braços estendidos ao longo do corpo, imagine que está segurando algo pesado e que seus ombros são puxados para baixo. Mantenha a posição por alguns segundos. Agora imagine que soltou os pesos e sente a tensão se dissipar. Repita a sequência cinco vezes.

RELAXE O CORPO INTEIRO

Este exercício de relaxamento profundo o ajudará a aliviar as tensões do corpo todo. Mantenha os olhos fechados e a respiração serena ao praticá-lo.

1 Deite-se em um local aconchegante e silencioso. Levante os antebraços e cerre os punhos com força por alguns instantes. Ao expirar, deixe a tensão se esvair, solte os punhos e abaixe os braços até ficarem ao longo do corpo.
2 Encolha os ombros o máximo que puder. Mantenha a posição por alguns instantes e em seguida relaxe-os.
3 Contraia os músculos faciais cerrando os dentes, franzindo as sobrancelhas e olhando para cima. Mantenha a posição e depois relaxe.
4 Tensione e libere alternadamente os músculos das costas, abdômen, nádegas, pernas e pés. Depois de ter feito isso, seu corpo parecerá pesado – imagine que ele está afundando no chão. Levante-se bem devagar, assim que se sentir totalmente relaxado.

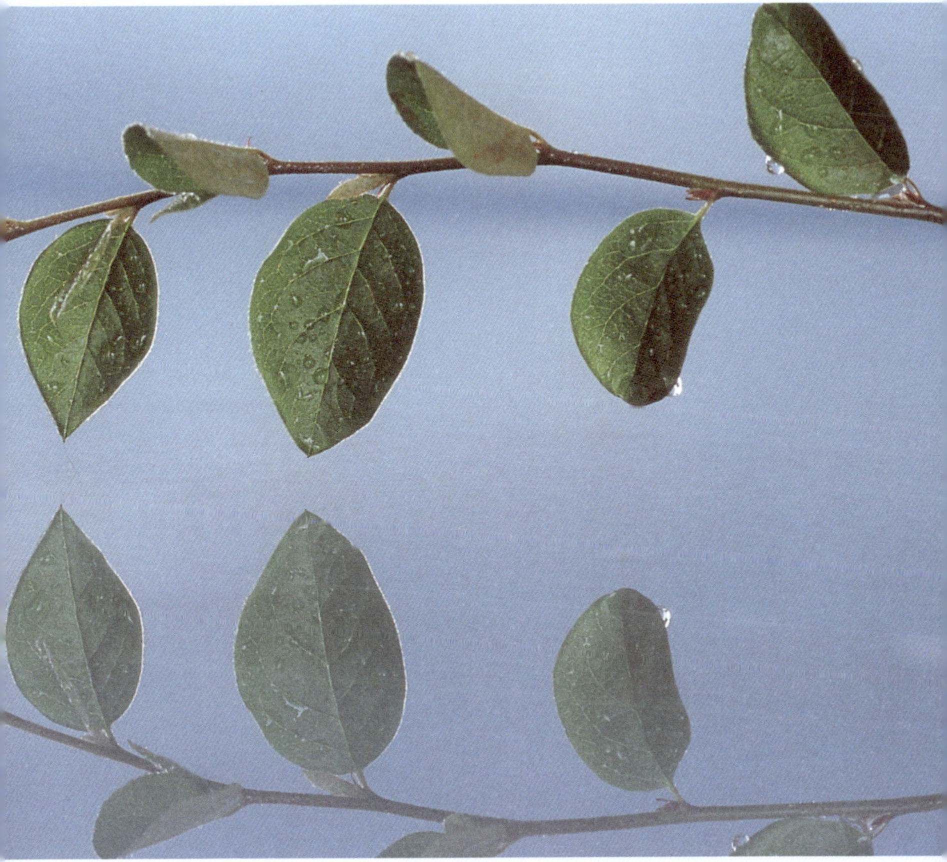

O TOQUE QUE ACALMA

O toque é uma maneira simples de demonstrar afeição e conforto, e a maioria das pessoas acalma-se imediatamente quando é tocada (as propriedades calmantes do toque são essenciais para o bem-estar dos bebês). Talvez o fato de o toque ser tão relaxante explique por que a massagem é uma das terapias mais antigas e praticadas no mundo. Além disso, técnicas como acupressão, *shiatsu* e reflexologia utilizam o toque como recurso terapêutico.

Massagem

Acredita-se que as emoções reprimidas se acumulem no sistema nervoso, provocando as tensões musculares. Ao aliviar essas tensões, a massagem libera as emoções e reequilibra a mente, o corpo e o espírito ao induzir uma sensação de relaxamento profundo, além de fortalecer o sistema imunológico e a saúde geral. A combinação de diferentes movimentos de massagem (como pressões, pequenas batidas, fricção e *effleurage*) também ameniza os problemas circulatórios e a pressão alta. Nota-se um efeito positivo em distúrbios psicológicos que causam ansiedade, desânimo e perturbações do sono. Além disso, a massagem estimula a produção de endorfinas, que aliviam o desconforto físico. Experimente o exercício de massagem da página 57. Você também pode utilizar os óleos relaxantes da aromaterapia (pp. 66-7) com esta técnica.

Acupressão

A acupressão (ou acupressura), técnica antiga praticada na China e no Japão há mais de 3 mil anos, utiliza a pressão dos dedos e a massagem manual para relaxar as áreas de tensão e desobstruir o fluxo do *qi* (a força vital) no corpo. Um dos exemplos mais conhecidos de acupressão é o *shiatsu* (em japonês, a palavra significa "pressão dos dedos"). Em uma sessão de *shiatsu*, os praticantes usam os antebraços e os cotovelos, algumas vezes até os joelhos ou os pés, além dos dedos e da palma das mãos, para estimular os pontos de pressão na pele. As próximas páginas trazem exemplos de acupressão que você mesmo pode aplicar em caso de estresse.

APLIQUE A ACUPRESSÃO EM SI PRÓPRIO

Embora a acupressão seja normalmente realizada por um praticante em um paciente, você pode aplicar algumas técnicas simples em si mesmo. Ao aplicar os exercícios seguintes, faça uma pressão uniforme, mantenha o corpo relaxado e a respiração regular. Você pode sentir dormência na área massageada – diminua a pressão se sentir dor.

Estimule a consciência

O ponto localizado na região macia da mão entre o polegar e o dedo indicador (perto do local onde os ossos se encontram) ajuda a estimular a consciência mental do mundo que nos cerca. Mantenha a mão esquerda estendida à sua frente, com a palma voltada para baixo, sustentando-a com os dedos da mão direita. Separe o polegar e o dedo indicador e com o polegar direito pressione o ponto de acupuntura com firmeza. Permaneça assim por dois minutos e depois repita com a outra mão. Este exercício não deve ser realizado por gestantes.

Esvazie a mente

Com um dos dedos indicadores encontre o ponto entre as sobrancelhas, no meio da testa. Pressione-o com firmeza, fazendo pequenos movimentos circulares nos sentidos horário e anti-horário. Continue por aproximadamente três minutos.

Um estímulo à vitalidade

O ponto localizado logo abaixo do osso do joanete, mais ou menos na terça parte da sola do pé, ao ser pressionado estimula a vitalidade e alivia a fadiga. Coloque o pé direito sobre o joelho esquerdo. Pressione o ponto com o polegar direito durante dois minutos. Repita com o pé esquerdo.

Melhore a concentração

A concentração é um dos primeiros processos mentais prejudicados pelo estresse. O tratamento do ponto localizado na pequena curva entre o lábio superior e o nariz ajuda a melhorar o raciocínio e a memória. Pressione-o levemente (de forma perpendicular à curva) com a ponta do dedo indicador ou com a borda da unha (das duas mãos) por três minutos.

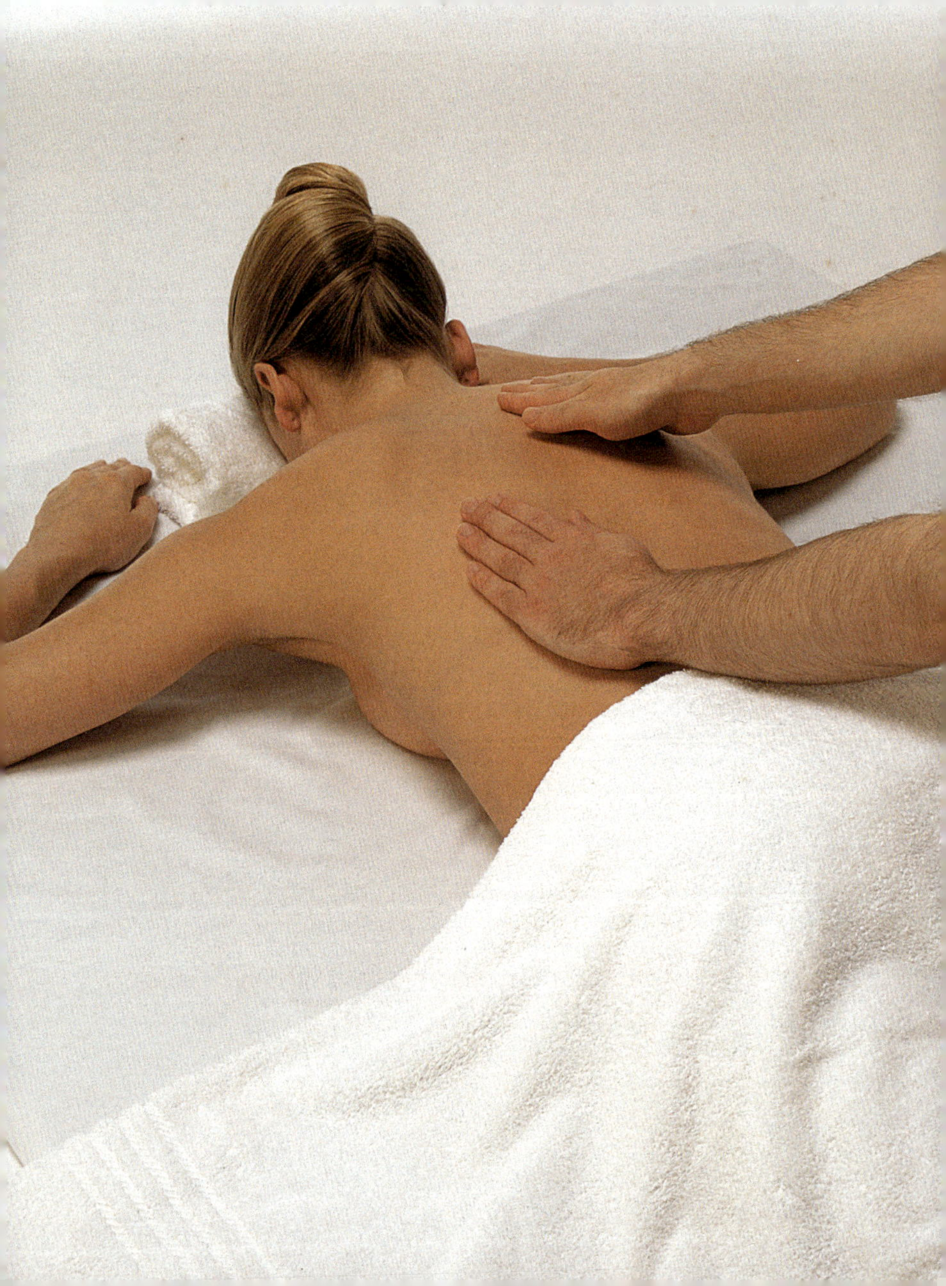

MASSAGEM SUAVE

Alterne a massagem com um parceiro para ajudar a aliviar a tensão, melhorar a circulação e criar uma ligação entre vocês.

1 Peça a seu parceiro que se deite de bruços sobre uma toalha. Coloque um pouco de óleo nas mãos e esfregue-as para aquecê-lo.
2 Ponha a base das mãos em ambos os lados da coluna de seu parceiro. Faça movimentos longos em direção aos ombros, mantendo as mãos sempre em contato com o corpo dele.
3 Varie a pressão e a duração dos movimentos, mas mantenha-os sempre rítmicos e suaves. Ao terminar a massagem na parte posterior do corpo (inclusive nas pernas e nos braços), peça a seu parceiro para se virar. Aplique o mesmo procedimento no torso e depois em direção aos membros. Faça o movimento sempre em direção ao coração.
4 Por fim, segure os pés de seu parceiro por alguns instantes, pois isso ajuda a "firmá-los". Agora é a sua vez de receber a massagem.

COMER, DORMIR, SER

As pessoas costumam pensar que o estresse e o relaxamento acontecem apenas na mente. Na verdade, qualquer influência negativa no corpo pode provocar o distresse. É possível controlá-lo com a ingestão de alimentos saudáveis, de preferência orgânicos e dietéticos, e regulando o consumo de sal, cafeína, álcool e alimentos com conservantes. Se você fuma, faça o possível para eliminar esse hábito. Por fim, não sobrecarregue seu corpo – tenha uma boa noite de sono (entre seis e oito horas).

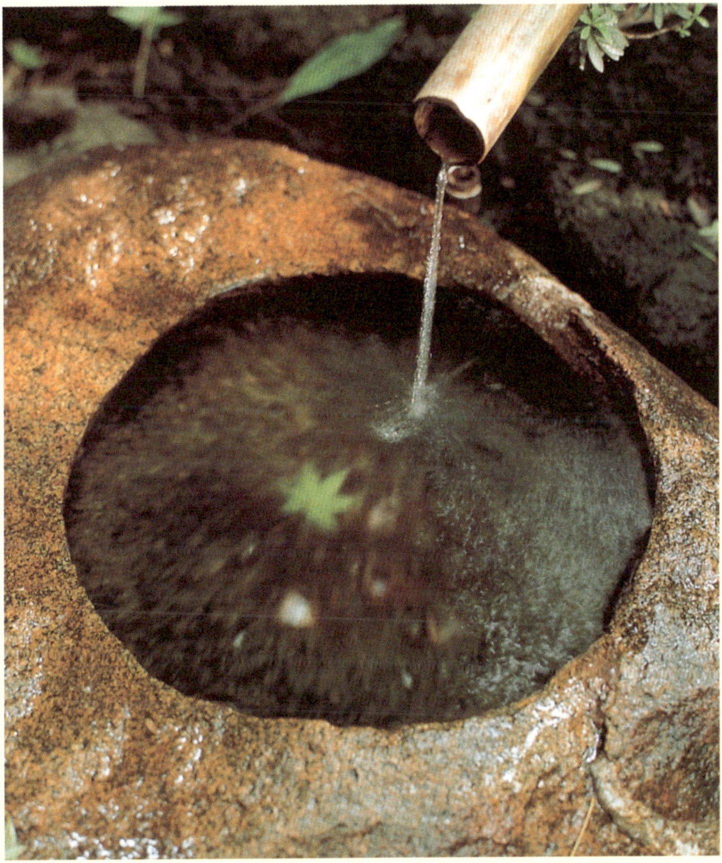

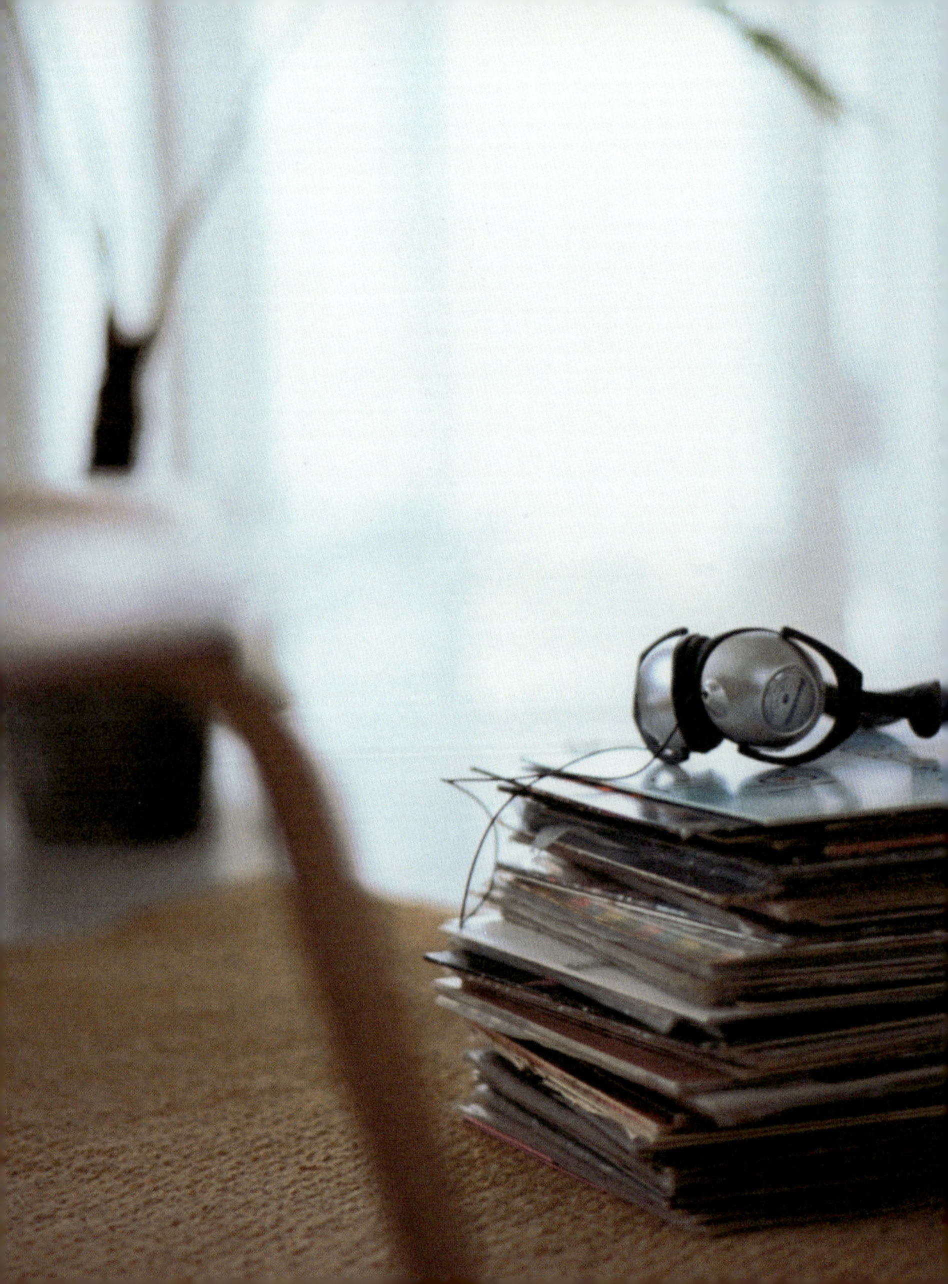

Não há sentimento, exceto o medo ou a dor extremos, que não encontre alívio com a música.

GEORGE ELIOT

(1819-90)

A música produz uma espécie de prazer de que a natureza humana não pode prescindir.

CONFÚCIO

(C. 551-C. 479 A.C.)

SONS DE PAZ

Alguns dos recursos mais úteis para promover o relaxamento são os sons da natureza. Basta pensar em como é tranquilizante deitar-se em um campo onde os únicos ruídos são o canto dos pássaros e o sopro da brisa. Se você vive no interior, o potencial para relaxar está logo à sua porta. Reserve algum tempo para desfrutá-lo! Se vive em uma metrópole, procure comprar um CD ou uma fita com sons da natureza. Há muitas opções disponíveis: recomendo os sons de um riacho, das ondas do mar, de um bosque ao anoitecer ou dos chamados de golfinhos ou baleias.

Ouça esses sons antes de adormecer ou use-os para acrescentar outra dimensão aos exercícios de visualização ou relaxamento. Se nos sons houver ritmo (como no caso das ondas), procure harmonizar sua respiração com ele. Para uma experiência verdadeiramente sublime, prepare um banho de imersão aromaterápico (ver p. 68), acenda umas velas e relaxe na água enquanto ouve o CD. (Não use equipamentos elétricos no banheiro: coloque as caixas de som do lado de fora ou utilize um aparelho a pilha.)

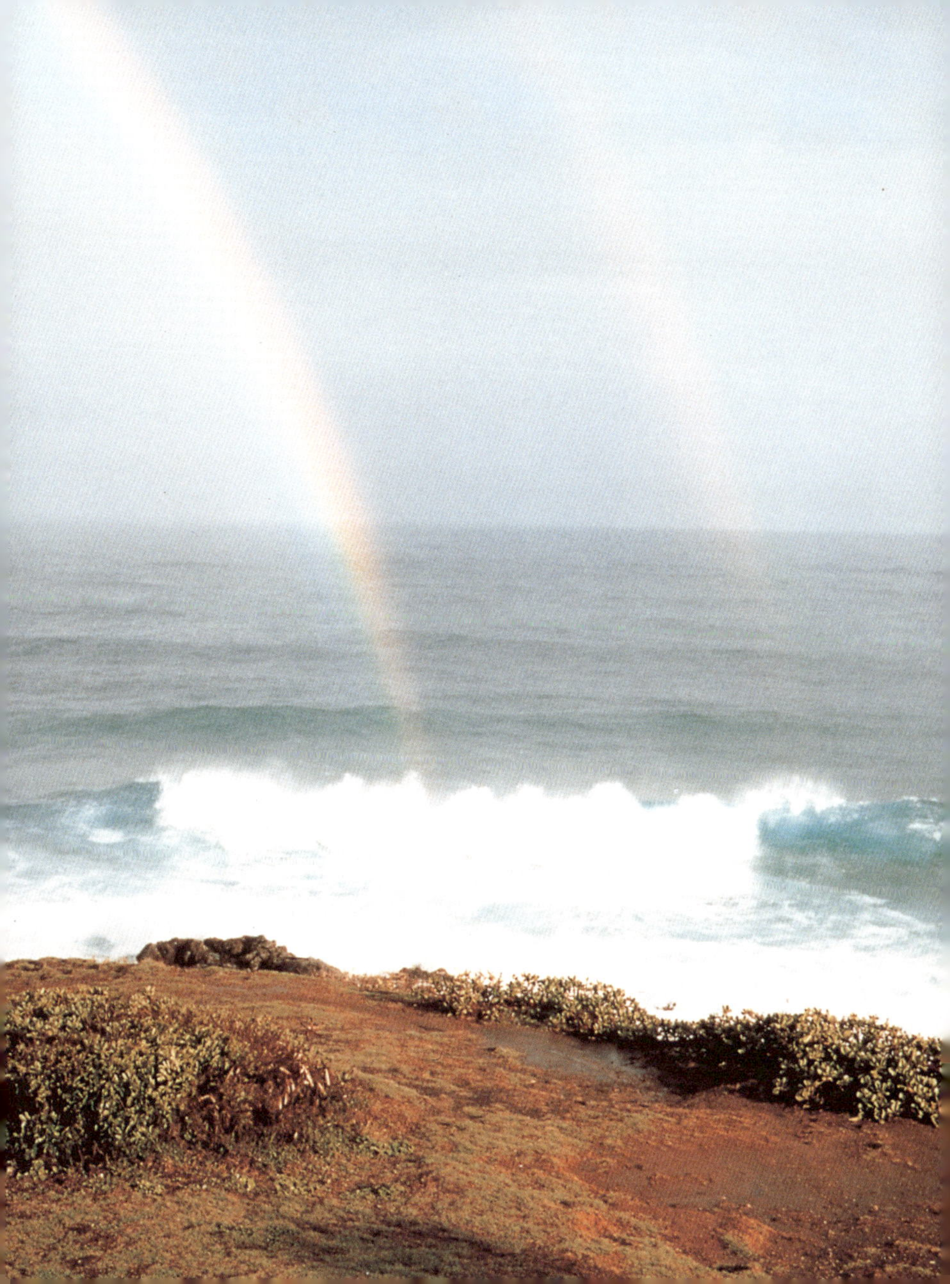

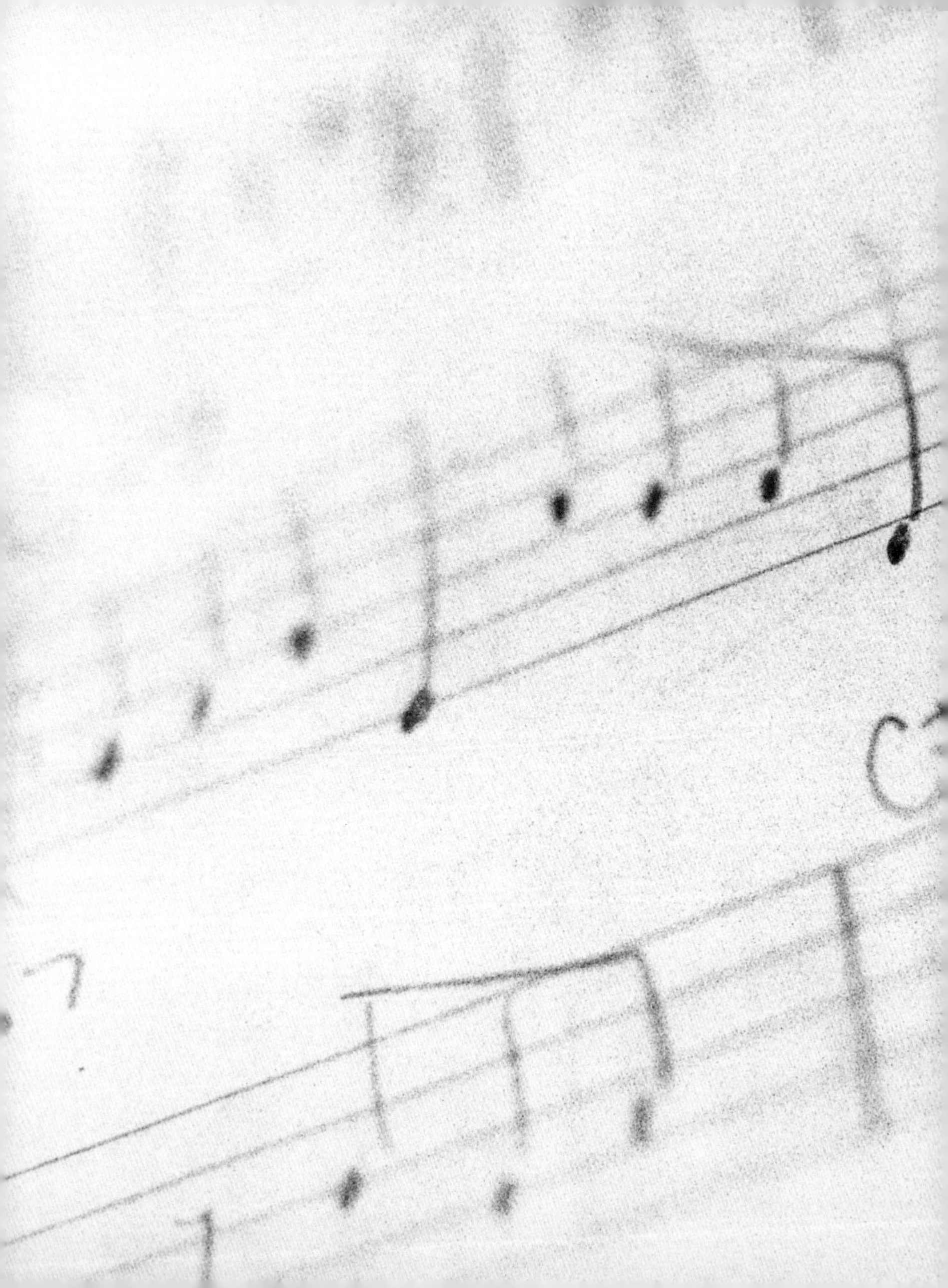

CRIE SEU PRÓPRIO SOM CALMANTE

Neste exercício você gravará um CD de relaxamento personalizado. A ideia é selecionar músicas ou ruídos que você considere especialmente tranquilizantes.

1 Reserve tempo suficiente para gravar 30 minutos de música. Analise os CDs que possui e escolha as faixas mais relaxantes, tais como música clássica, ou canções lentas que o façam recordar momentos felizes.
2 Se morar perto de uma área verde, grave alguns sons da natureza, como os de um riacho ou do canto dos pássaros. Quando estiver satisfeito com sua gravação, escute-a. Prepare um local aconchegante com velas. Coloque o CD para tocar, deite-se confortavelmente de costas e espere até que sua respiração se torne regular e suave.
3 Quando estiver ouvindo as músicas gravadas, tente distinguir o som de cada instrumento; concentre-se tanto nos "silêncios" que existem na música quanto nos sons. Na parte dos sons da natureza, tente evocar a cena onde foram gravados e deixe que eles preencham sua consciência.

AROMATERAPIA RELAXANTE

Há mais de 4 mil anos o poder dos aromas vem sendo utilizado para estimular os sentidos. Aromaterapia (cuja prática foi realizada tanto na Índia como na Grécia, em Roma e no Egito antigos) é a arte de usar óleos essenciais derivados das plantas, por suas propriedades relaxantes e sua capacidade de beneficiar a saúde. Os óleos podem ser diluídos e utilizados para massagear a pele, acrescentados ao banho de imersão (ver p. 68) ou aquecidos em *réchauds* ou aromatizadores para perfumar o ar.

Cada óleo essencial possui suas propriedades terapêuticas e aromas característicos. Alguns óleos são estimulantes e revigorantes, enquanto outros são calmantes e relaxantes. Os seguintes óleos aromaterápicos auxiliam a meditação: gerânio, *grapefruit*, jasmim, lavanda, *lemon grass*, néroli, laranja, rosa, pau-rosa, sândalo, baunilha, vetiver e ilangue-ilangue. Selecione o que mais o atrair ou, se preferir, misture dois ou três a fim de obter um aroma que lhe agrade.

Sempre que possível, use óleos naturais, e não sintéticos, pois têm um aroma mais intenso e adocicado e maior efeito terapêutico. Os descritos como "100 por cento puros", embora mais caros são a melhor opção, porque não foram misturados com álcool ou outros aditivos.

Para criar uma atmosfera relaxante, pingue duas ou três gotas de óleo em um vaporizador ou aromatizador (aumente a quantidade de gotas caso o cômodo seja grande). Certifique-se de colocar o aromatizador em local seguro, fora do alcance de crianças ou animais de estimação.

Cuidado ao utilizar os óleos na massagem: não esqueça que eles são extremamente concentrados e devem ser diluídos em um óleo neutro antes de ser colocados em contato com a pele. Entre as opções de óleos neutros estão o de amêndoas, o de abacate, o de girassol e o de germe de trigo.

Os óleos puros essenciais podem ser prejudiciais se utilizados em excesso, portanto sempre os escolha com cuidado e siga as instruções da embalagem. Não os use se tiver algum problema de saúde ou estiver grávida, exceto sob a supervisão de um aromaterapeuta qualificado. Interrompa o uso caso surjam irritações na pele ou reações alérgicas.

O BANHO AROMÁTICO

A aromaterapia pode ser maravilhosamente relaxadora quando utilizada nos banhos de imersão. Além de inalados, os óleos essenciais são absorvidos pela pele, o que potencializa suas propriedades terapêuticas.

1 Escolha um óleo sensual de sua preferência, ou uma mistura de dois ou três óleos. Misture cinco gotas a uma colher de sopa (30 ml) de óleo neutro (ver p. 67). Acerte a temperatura da água para que esteja confortavelmente morna e em seguida acrescente o óleo. (Só o faça depois de desligar a torneira da banheira.)
2 Feche a porta do banheiro para conter os vapores e entre na banheira. Deite-se de forma confortável e feche os olhos. Deixe os aromas envolverem todo o seu corpo. Imagine-os correndo por suas veias, transportando relaxamento e renovação de energia.
3 Permaneça assim por 15 a 20 minutos, de preferência à luz de velas. Quando se sentir pronto, saia do banho lentamente.

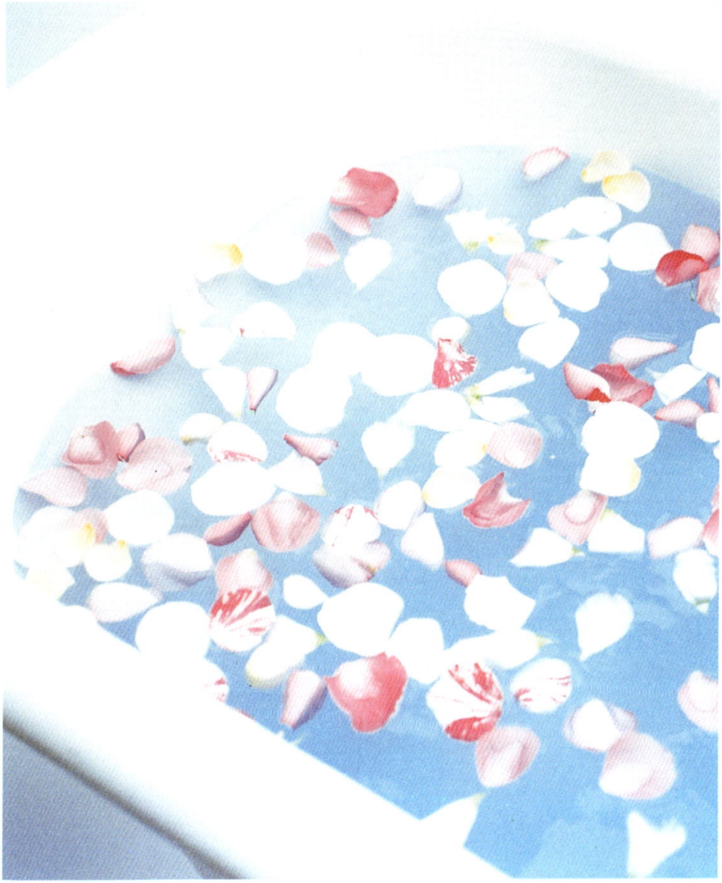

PARA UM SONO REPARADOR

Passamos um terço da vida dormindo. O sono, forma de inconsciência que constitui nosso estado natural de relaxamento, é um período de rejuvenescimento e regeneração essencial para a saúde do corpo e da mente. Enquanto dormimos, os músculos e as articulações recuperam-se do uso constante a que foram submetidos ao longo do dia, e ocorre o trabalho de reparação do organismo. Surpreendentemente, alguns estudos mostram que a maior parte do cérebro permanece tão ativa durante o sono como quando estamos acordados. Tal atividade pode estar relacionada aos sonhos, que também parecem ser de importância fundamental para a saúde.

Para dormir melhor, evite o abuso de substâncias que prejudicam o sono, como a cafeína (presente no café, em alguns chás, no chocolate e nos refrigerantes à base de cola), a nicotina e o álcool. Reserve algum tempo para liberar as tensões do dia antes de se deitar: leia um livro, ouça música tranquila ou faça um banho aromaterápico (ver p. 68). Tente se deitar e se levantar sempre no mesmo horário.

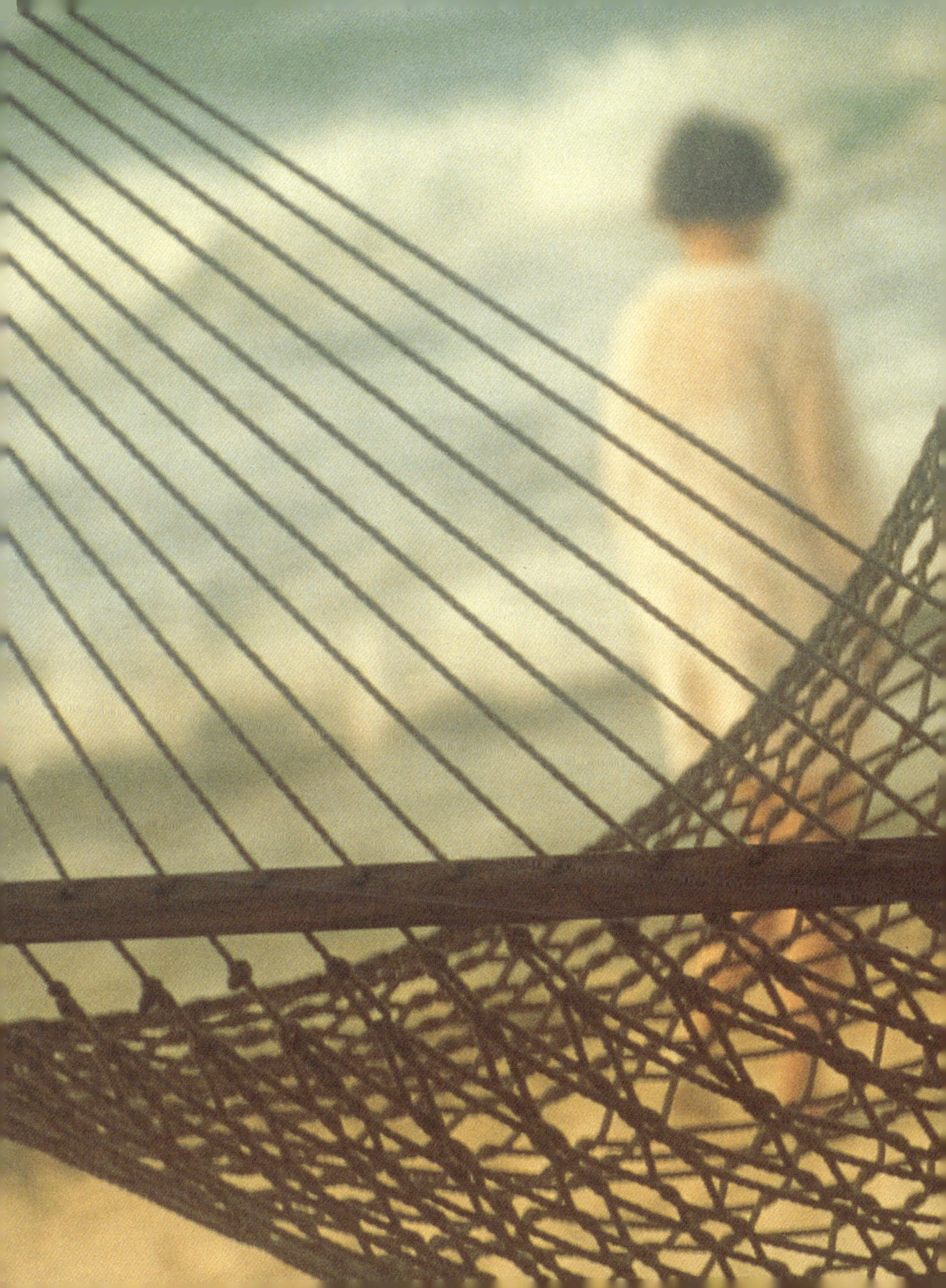

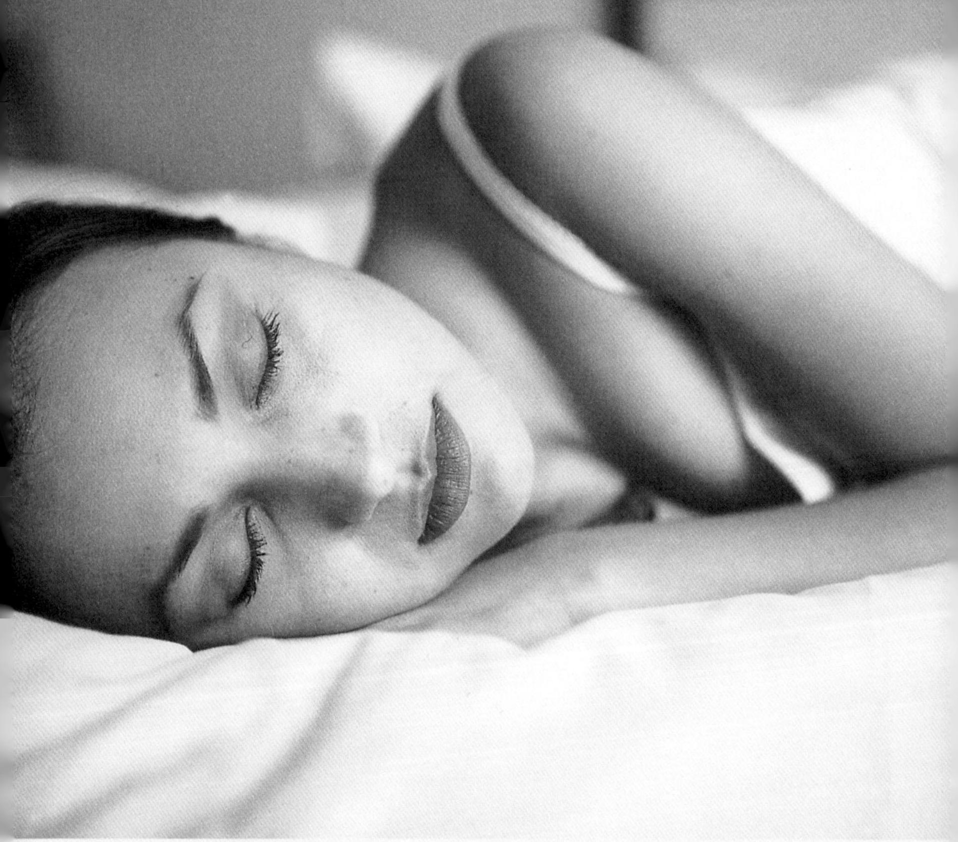

ESTRATÉGIAS PARA DORMIR MELHOR

Certifique-se de que sua cama seja confortável e de que o quarto esteja em silêncio e no escuro. Mantenha a temperatura agradável (entre 18°C e 24°C é o ideal). Pingue algumas gotas de óleo essencial de lavanda em um lenço e guarde-o perto de seu travesseiro. Se sentir dificuldade para pegar no sono, levante-se e leia, ouça rádio ou veja televisão por algum tempo. Se perceber que está preocupado com alguma coisa, escreva tudo o que o atormenta e prometa a si mesmo que tratará do assunto de manhã. Em seguida, volte para a cama.

Capítulo 3

a dimensão interior

Para conseguir relaxar completamente, é fundamental estar em paz consigo mesmo e com suas emoções. Os aspectos psicológicos do relaxamento são tão cruciais quanto a capacidade de liberar a tensão física. O sentimento bem desenvolvido de identidade nos ajuda a ter uma perspectiva de vida equilibrada e uma crença vital e saudável em nós mesmos. Quando acreditamos em nós, somos capazes de enfrentar quaisquer dificuldades – e até mesmo transformamos situações estressantes em oportunidades para o crescimento pessoal e o aumento da autoconsciência.

Para realizar todo o nosso potencial, é preciso aprender a reconhecer e respeitar nossos pontos positivos, além de usar o retorno dos outros para lidar com nossos defeitos e transformá-los de fraquezas em pontos fortes. É possível aprender a alcançar uma perspectiva equilibrada de si mesmo estimulando as afirmações positivas, sem se dedicar a autocríticas devastadoras.

Certas visualizações podem ajudá-lo a acreditar que tem valor; outras, a identificar o que você deseja da vida. Quando criamos uma visão mental detalhada de algo, esse algo se torna mais real para nós e mais alcançável.

Neste capítulo, veremos técnicas para explorar a dimensão interior. Com a prática regular, podemos aumentar a autoestima, descobrir nossas metas, libertar-nos do passado e criar uma visão mais otimista do futuro.

VALORIZE-SE

Se você não acreditar em si mesmo e não enxergar nenhum valor em suas qualidades, será cada vez mais difícil relaxar. Como vimos, o estresse surge quando a pressão dos compromissos e das responsabilidades excede o limite do que você acredita ser suportável. Se você tiver autoestima e consciência de sua capacidade, esse limite se ampliará. Então será possível encarar a pressão de forma positiva, como uma oportunidade de expandir sua experiência e suas habilidades.

Podemos desenvolver o sentimento de identidade aprendendo a reconhecer e respeitar nossos pontos positivos. Faça uma lista deles e inclua também coisas que à primeira vista parecem triviais (como a pontualidade). Talvez você tenha uma capacidade natural de empatia com os outros, senso de humor marcante ou predisposição a ser prestativo. Pense nessas qualidades quando estiver com a autoestima lá embaixo. Além disso, aprenda a aceitar os elogios e a se regozijar com as conquistas. Na próxima vez em que alguém o elogiar, sorria e agradeça. Nunca ria ante um elogio, não importa a situação – você merece o reconhecimento, então desfrute o momento!

Com frequência deixamos nossa autoconfiança ser afetada pelas críticas alheias. Entretanto, ninguém pode fazê-lo se sentir inferiorizado, a não ser com seu consentimento – eles podem apenas tentar. A forma como você reage às críticas é uma decisão sua. Na próxima vez em que alguém o fizer se sentir inferiorizado, diga a si mesmo: "Acredito em mim mesmo, e é isso o que importa". Depois analise a crítica e veja se ela é válida. Se for, você pode concordar abertamente em levar esse ponto em consideração (e reconhecer suas melhoras nesse processo). Mas, se for injusta, seja assertivo. Diga que discorda e explique por quê. Procure não soar na defensiva, mas lógico. Mesmo quando concordamos com as críticas, podem doer. Lembre-se sempre de sua afirmação: "Acredito em mim mesmo, e é isso o que importa".

Tenha como objetivo aprender algo novo a seu próprio respeito toda semana, seja buscando melhorar suas capacidades, seja vivenciando experiências mais variadas. E, por fim, nunca ache que você não é bom o bastante: você *é* e deve dizer isso a si mesmo todos os dias.

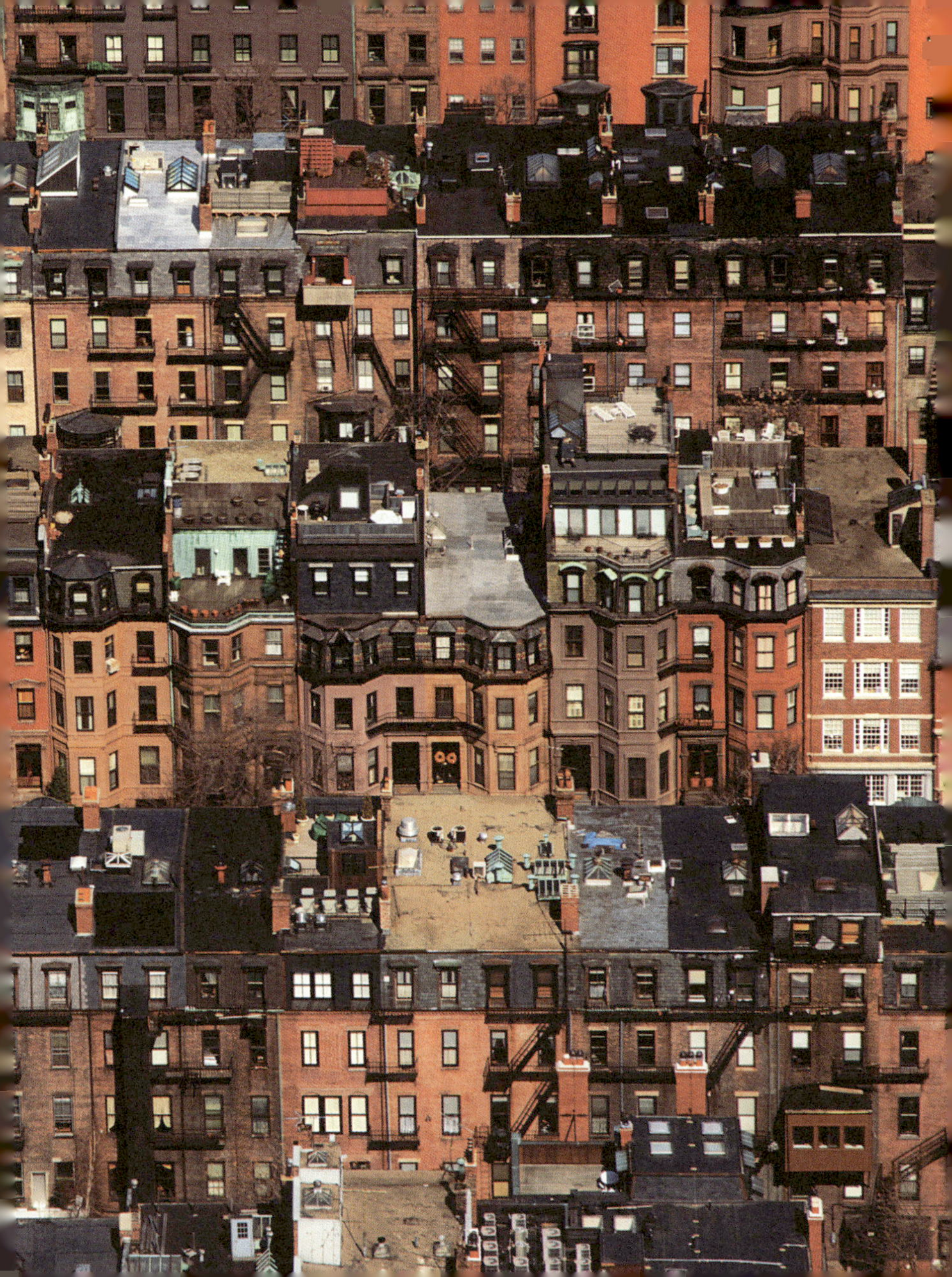

COLOQUE AS COISAS EM PERSPECTIVA

Se o mesmo problema continuar surgindo e você não enxergar nenhuma maneira nova de lidar com ele, experimente essa visualização para colocar as coisas em perspectiva e se libertar.

1 Sente-se confortavelmente, inspire fundo algumas vezes e feche os olhos. Imagine que você é um pássaro alçando voo. Você voa alto no céu, buscando nas alturas a sua natureza humana.

2 Olhe para baixo. O que você vê? Do ar, explore as casas, os edifícios e as ruas. As pessoas parecem ser pontinhos minúsculos, movimentando-se apressadas de um lado para outro.

3 Voe ainda mais alto. Os prédios e as árvores parecem diminuir, até que tudo o que você vê abaixo de si é o nosso planeta como uma esfera pequenina, rodando no espaço.

4 Dali, procure visualizar seu problema como um grão de poeira na Terra lá embaixo. Pense que o vento o apanha e o sopra para longe. Quando se sentir preparado, expire lentamente e abra os olhos.

VENÇA O MEDO

Para algumas pessoas, superar o medo é uma das chaves mais importantes para viver de maneira tranquila. O medo, por sua natureza, é uma dimensão interior – uma emoção que surge como resposta a um perigo percebido. Às vezes esse perigo é real, mas frequentemente é imaginário. Não importa se você tem medo de falar em público, do "futuro", de altura ou de aranhas: o medo é algo extremamente estressante. Mas pode ser superado.

Uma das melhores maneiras de controlar o medo irracional é por um processo lento de insensibilização. Aumente sua tolerância aos poucos. Se você tiver pavor de fazer discursos, ofereça um brinde numa reunião familiar. Veja quanto as pessoas apreciam seu gesto e use isso como estímulo. Na vez seguinte, faça um pequeno discurso de agradecimento ao anfitrião. Antes que você perceba, fazer uma apresentação a um grupo de trabalho será apenas mais um degrau da escada – e nem de longe tão aterrorizante quanto no início. Outra abordagem é visualizar-se superando seu medo detalhadamente e depois vencendo-o na vida real.

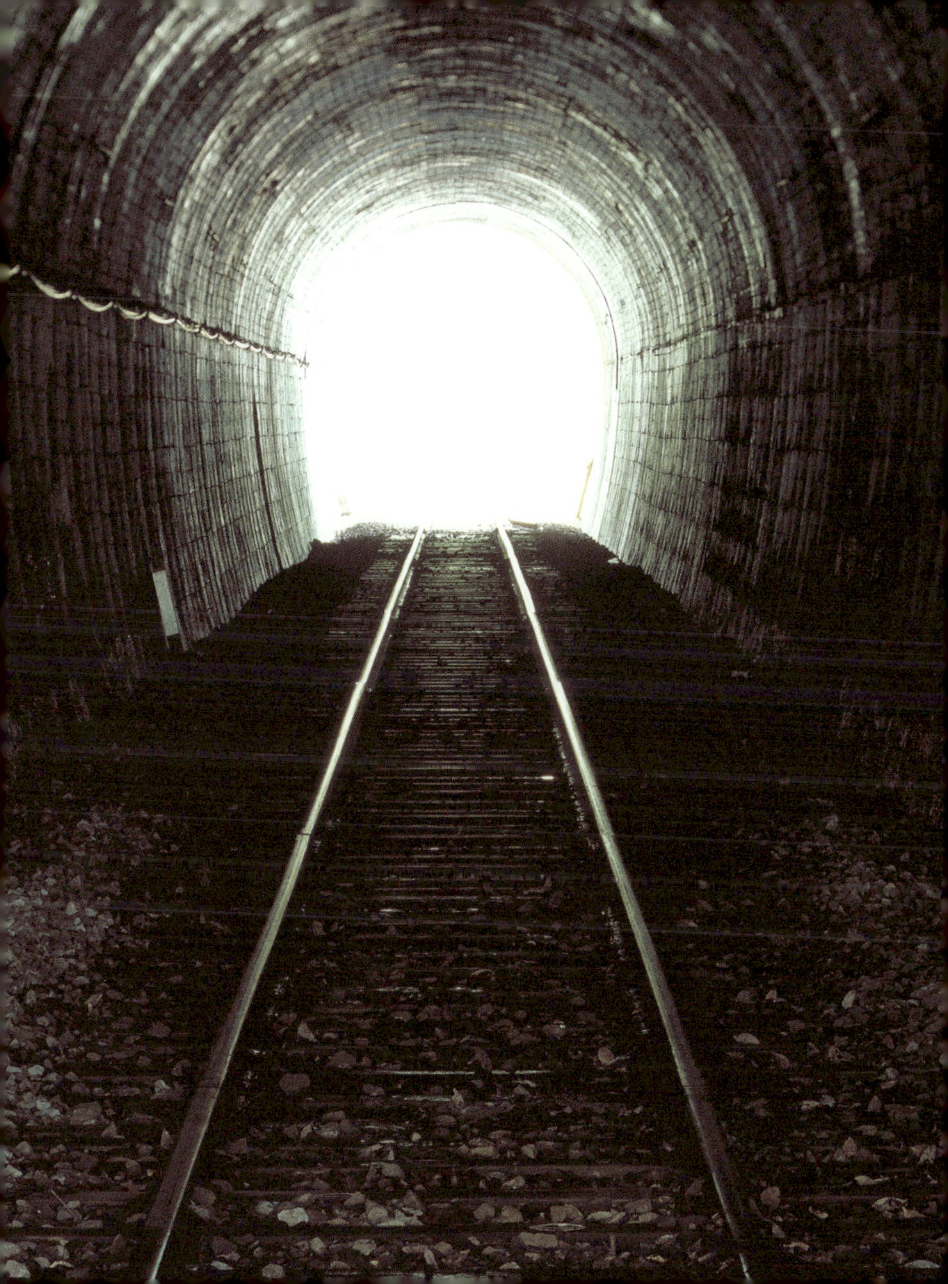

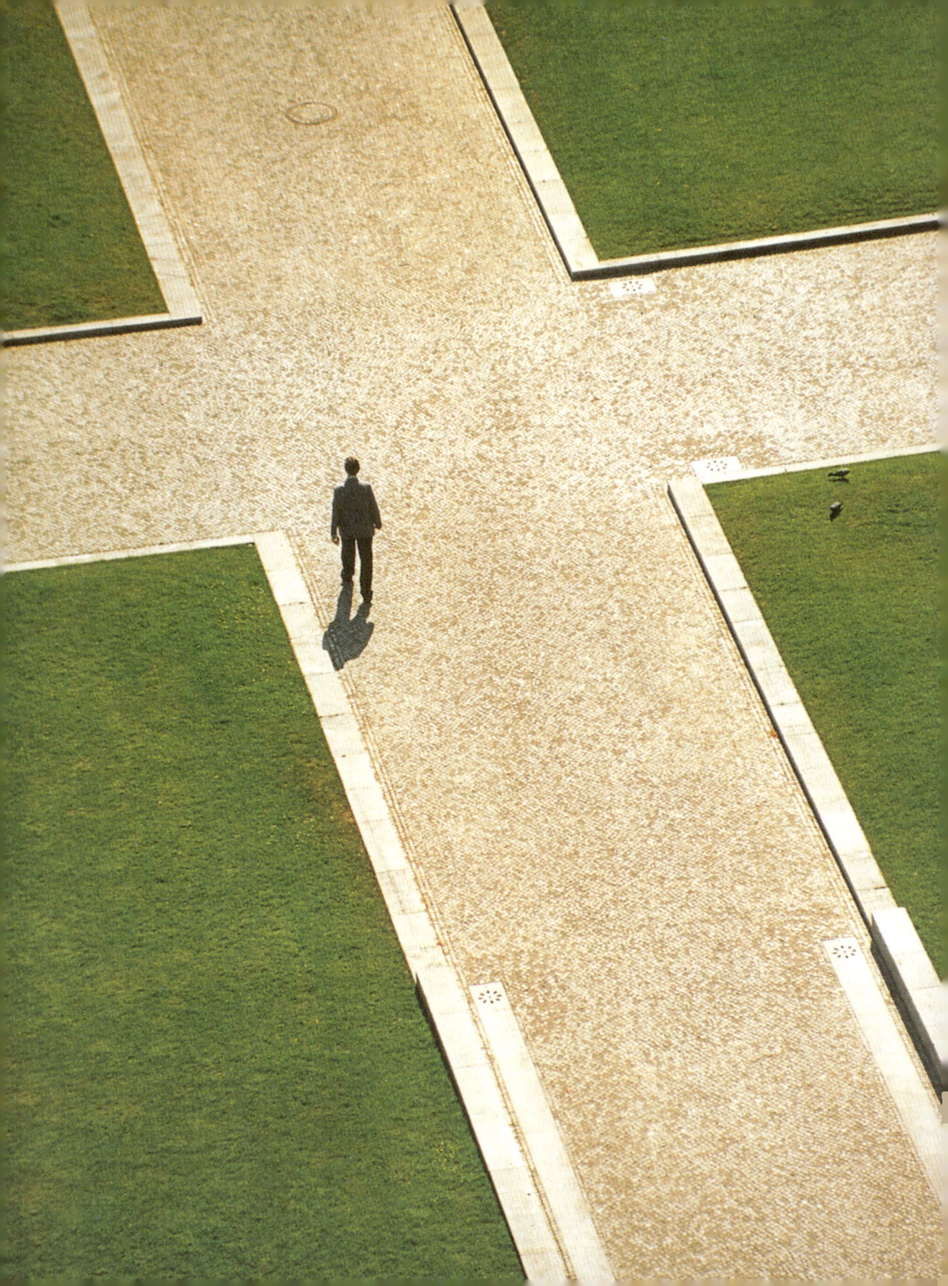

Faça o que você mais teme e o fim do medo será certo.

MARK TWAIN

(1835-1910)

Você está na encruzilhada entre o caminho do amor
e o caminho do medo. Qual escolhe seguir?

BUDA

(C. 563-C. 483 A.C.)

REVERTA OS PENSAMENTOS NEGATIVOS

Conversar consigo mesmo é manter um diálogo interior – as palavras que usamos nessa conversa refletem e criam nossos estados emocionais. O diálogo interno negativo em geral é uma mistura de meias-verdades e pensamentos irracionais. Suas consequências são a perpetuação das emoções negativas, como o pessimismo, a culpa, o medo e a ansiedade.

Ter uma visão negativa de si mesmo é prejudicial porque limita de forma drástica suas capacidades. Embora seja fácil identificar quando as pessoas próximas a você estão envolvidas em pensamentos negativos, muitas vezes não percebemos quando somos nós que estamos fazendo isso. É possível começar o processo de reverter o diálogo interno pessimista simplesmente desenvolvendo a consciência desse hábito.

Frequentemente a autocrítica não reflete a realidade, mas sim a mera interpretação que você tem da realidade. Se acredita que seus resultados ou suas qualidades não estão à altura, pergunte-se se não está sendo duro demais consigo mesmo. Olhe o lado positivo de suas ações e de suas conquistas – isso o ajudará a manter as coisas em perspectiva.

Anote seus pensamentos e sentimentos negativos, procure substituí-los por pensamentos mais positivos e anote-os também. Em vez de colocar rótulos de negatividade em você mesmo, tais como: "Sou burro" ou "Não sou bom o bastante", diga: "Sou um ser humano inteligente". Substitua adjetivos que denotam uma visão catastrófica do mundo (tais como "terrível", "horrível" e "pavoroso") por termos que minimizam o impacto da situação, como "inconveniente" ou "perturbador". Alivie a pressão sobre si mesmo usando frases como "pretendo" e "gostaria", em vez de "preciso" e "tenho de". Evite tirar conclusões apressadas ou acreditar que sabe o que o outro está pensando. Afaste pensamentos como "Não adianta pedir, ela vai recusar mesmo".

Na próxima vez em que se vir envolvido em pensamentos negativos, pergunte a si mesmo: "O que eu diria ao meu melhor amigo nesta situação?". Ao imaginar como seria possível ajudar um amigo, nossa natureza compassiva e perdoadora vem à tona. Quando você errar, continue apoiando a si mesmo e lembre-se de que merece seu próprio amor e sua paciência. Faça com que o diálogo interior seja como as palavras de apoio tranquilizantes de um amigo ou mentor.

AUMENTE A AUTOESTIMA

Fomentar a autoestima requer esforço, mas vale a pena pela sensação positiva a respeito de si mesmo e de suas conquistas. Divida um caderno em seções, tais como "Coisas que fiz de que me orgulho", "Coisas que me fazem feliz" e "O que eu gosto a meu respeito é...". Leve o caderno para onde você for e preencha as seções sempre que tiver a chance: almeje fazer três novas entradas todos os dias.

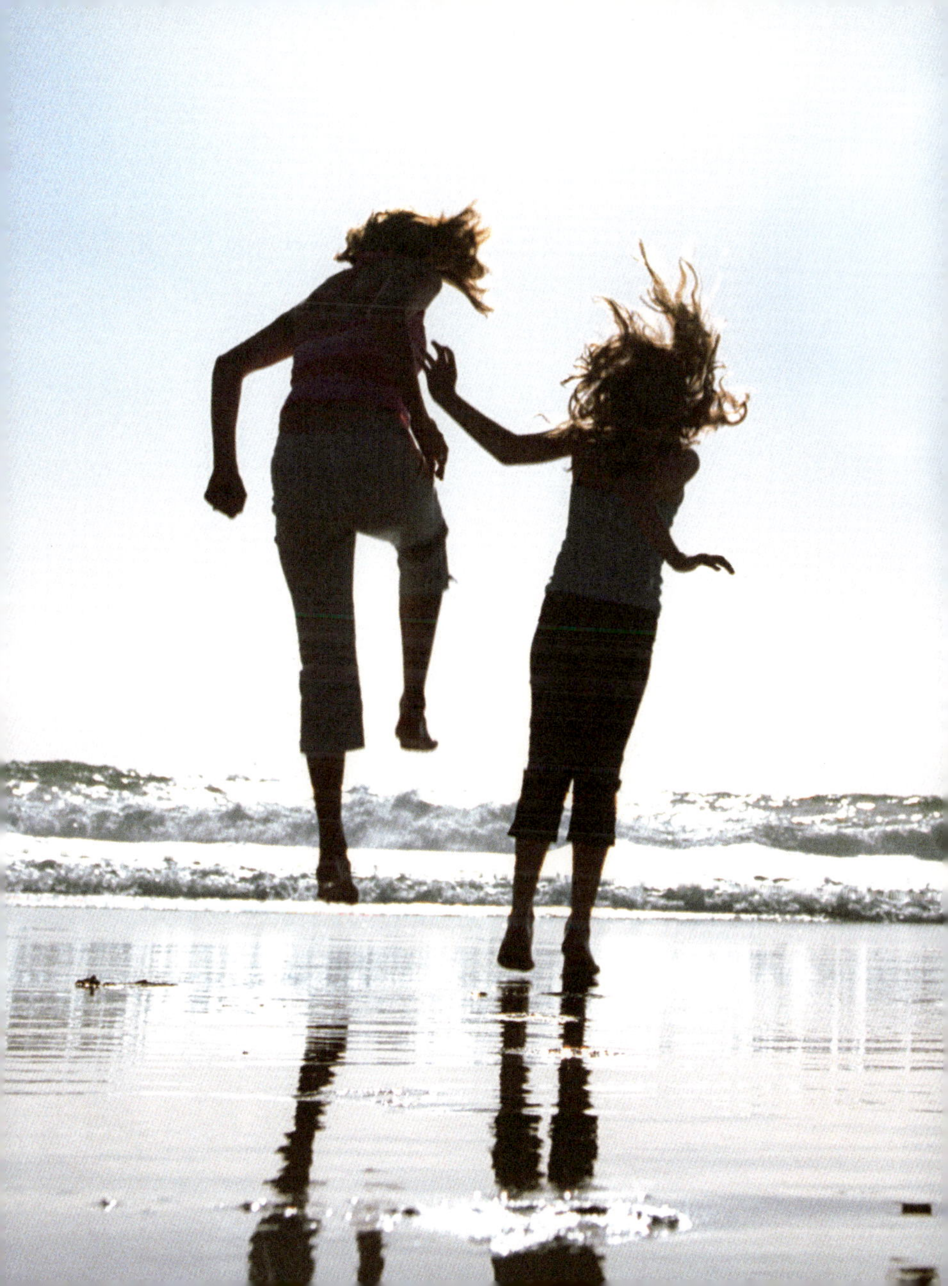

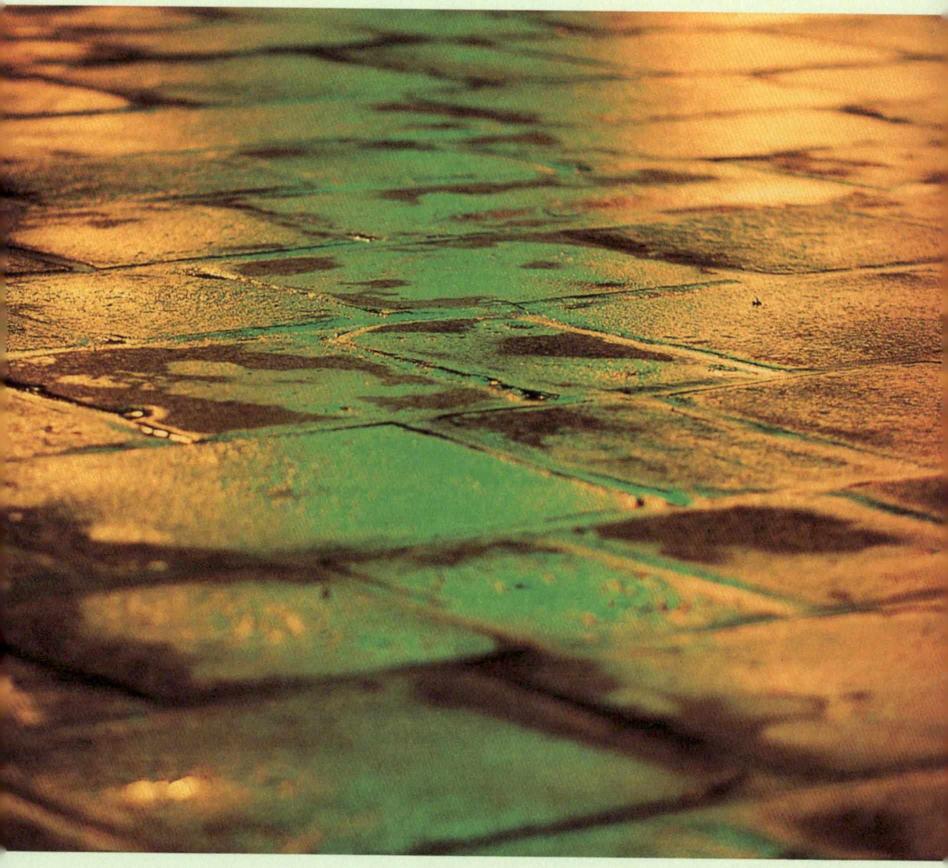

LIVRE-SE DA INVEJA

A inveja é uma das emoções mais destrutivas que um ser humano é capaz de sentir. Faça um esforço consciente para identificá-la antes que ela o consuma. Quando alguém conquista algo que você gostaria de haver conquistado, felicite a pessoa. Procure sentir-se feliz por ela, da mesma forma como você gostaria que ela se sentisse feliz por você caso a situação fosse inversa. Tenha como objetivo canalizar os sentimentos de inveja como uma oportunidade de analisar aonde você deseja chegar no futuro em relação ao ponto onde está agora. Se preciso, redobre os esforços para atingir suas metas.

VIVA NO PRESENTE

Um ditado muito conhecido afirma que, quando uma porta se fecha, outra se abre. Entretanto, muitas pessoas passam tanto tempo olhando para a porta fechada que não percebem as novas oportunidades que se abrem à sua frente. Insistir em possibilidades passadas só serve para ancorar seus pensamentos firmemente ao passado. Do mesmo modo, fantasiar sobre o futuro e pensar nas possibilidades vindouras faz com que você viva no futuro. Muitas vezes, nós nos privamos da dedicação ao presente e de seu aproveitamento máximo.

O estresse, frequentemente, surge da ansiedade em relação ao passado: pense em como você fica ansioso quando deseja que tivesse feito ou dito algo de maneira diferente. A verdade é que voltar no tempo não é possível nem desejável: o passado não pode ser mudado. Do mesmo modo, nunca podemos estar certos do que está por vir, então há pouco sentido em preocupar-se com o futuro. Comece hoje a redirecionar sua energia para viver o momento. Em poucos dias, você verá que, ao fazer aquilo que o presente traz naturalmente, o futuro acabará moldado por experiências reais.

Uma boa maneira de começar a apreender essa mentalidade é imaginar sua vida como um rio contínuo. Referir-se constantemente ao passado é como uma rajada de ar frio sobre o rio, que vai congelá-lo. Cada rajada mantém o gelo sólido e intacto. Imagine como é estressante ser tão sólido! Agora se veja dando as costas ao passado, deixando-o ir. Em vez de tentar incessantemente reviver o passado no presente, imagine que o passado o alimenta com o fluxo suave e lisonjeiro da experiência. Aprenda a desfrutar o movimento do fluxo da vida, sem pensar no que ficou para trás.

Ao olhar para a frente, lembre-se de que o rio da vida é capaz de contornar qualquer obstáculo. O rumo de seu futuro dependerá de suas ações no aqui e agora. Esteja atento a cada momento, saboreie cada sensação e valorize cada experiência, pois em pouco tempo eles terão se acabado.

A atenção autêntica é uma técnica de meditação zen em que se dá foco total ao presente. Faça um esforço consciente para praticá-la. Se estiver picando verduras, esvazie a mente de qualquer outra coisa: concentre-se no ato de picar, nas cores dos alimentos, nos aromas. Aprecie a sensação de estar totalmente conectado ao mundo a seu redor.

ACEITE AS MUDANÇAS

As mudanças são parte inevitável da vida. Para algumas pessoas, porém, mudar pode ser aborrecedor e estressante, simplesmente porque acreditam que isso nos tira o senso de controle. O único modo de prevenir o estresse que as mudanças causam é renunciar a qualquer desejo de enfrentá-las e encará-las como oportunidades para desfrutar novas experiências e desenvolver novas habilidades. Os seres humanos estão entre as formas de vida mais adaptáveis da Terra. O poder para adaptar-se está inteiramente dentro de você, desde que cultive uma atitude de aceitação.

Os taoístas falam no princípio do *wu wei*, ou "não fazer". Isso não implica que literalmente façamos nada, mas sim que evitemos os esforços vãos, permitindo à vida desenrolar-se sozinha. É uma boa filosofia.

Quando surgirem mudanças, não tente apressá-las, achando que quanto antes elas terminarem mais depressa você recuperará o controle. Permita que as coisas aconteçam naturalmente. Procure ver o lado positivo da mudança. Se algo ruim ocorrer, aceite e deixe estar.

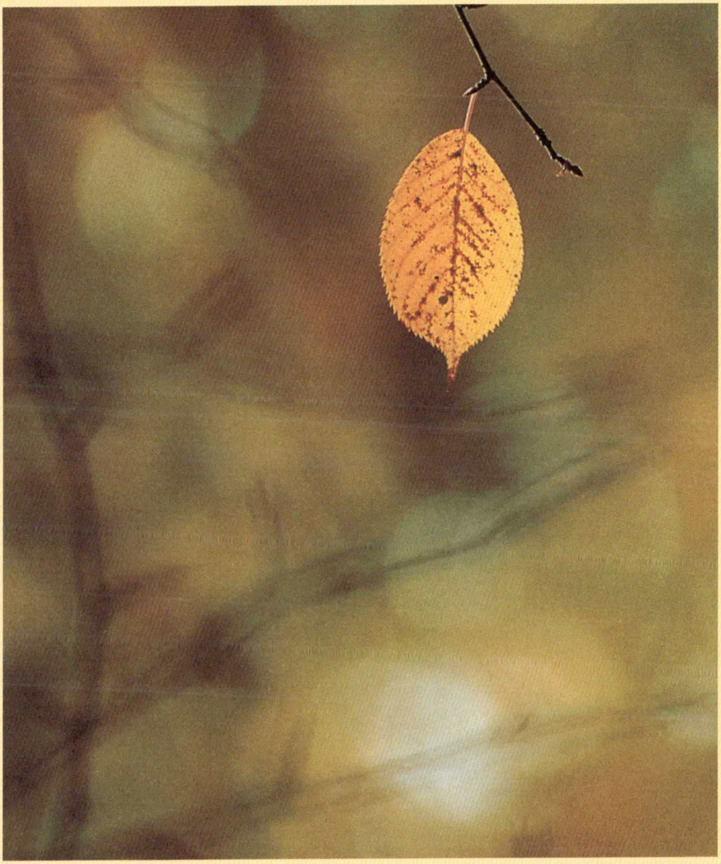

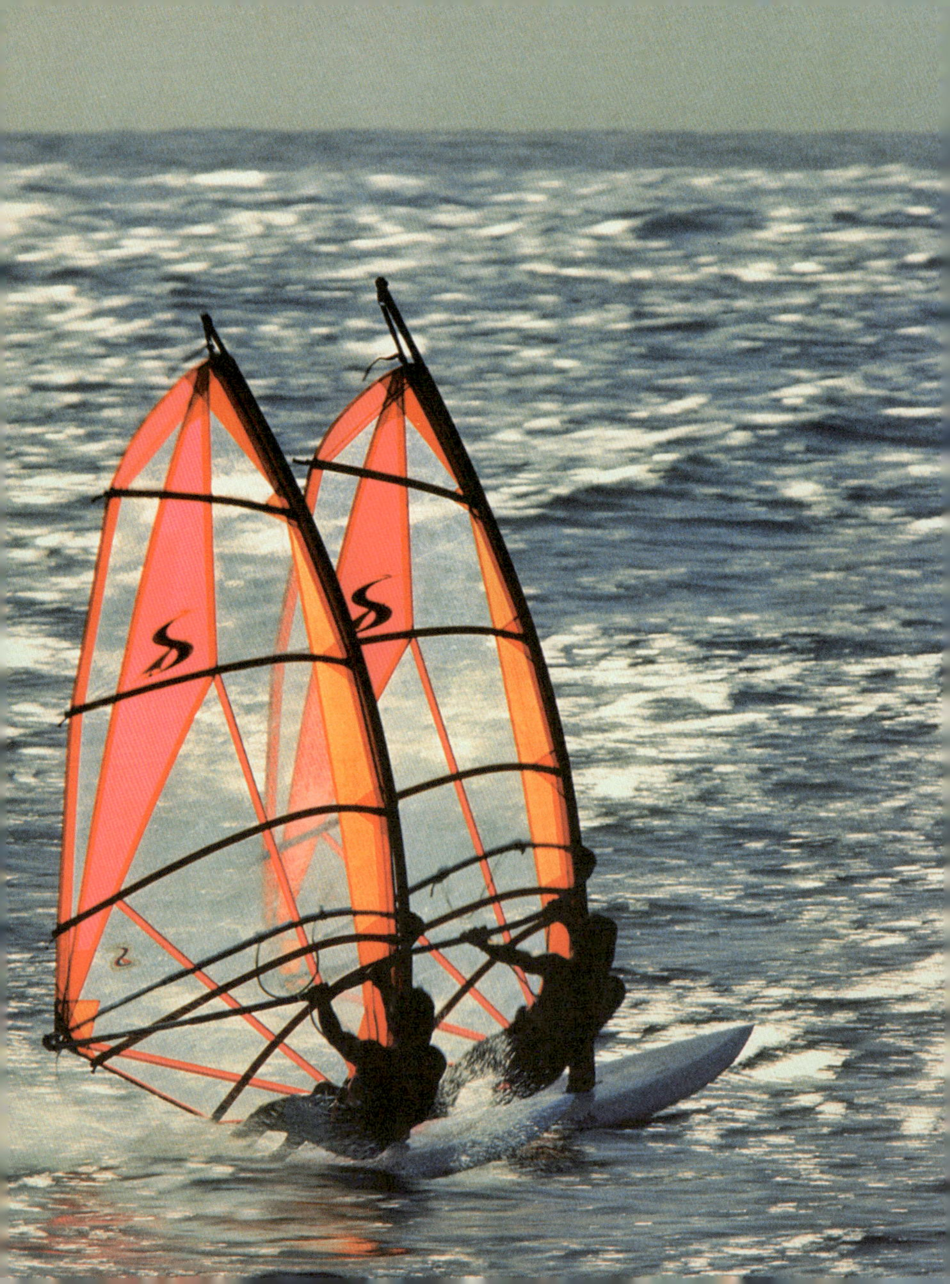

CRIE METAS

Embora o foco constante no futuro possa ser uma fonte de ansiedade, ter uma meta ou metas na vida – um plano mestre – é altamente motivador e dará propósito ao presente. Este exercício o ajudará a definir seus objetivos e a criar uma perspectiva de vida.

1 Sente-se confortavelmente. Feche os olhos e durante cinco minutos pense nas realizações que deseja alcançar em um mês, um ano, cinco anos e até dez anos. Deixe as ideias fluírem naturalmente.

2 Pegue papel e caneta. Escreva um objetivo que quer atingir em cada uma destas categorias: família e relacionamentos, carreira, saúde e desenvolvimento pessoal. Ao lado de cada objetivo, determine um período de tempo para alcançá-lo e anote os três primeiros passos para sua concretização. Procure ser realista.

3 Cheque regularmente a lista, para manter-se no rumo. Quando já tiver dado os três primeiros passos, anote os próximos três e assim por diante, até conquistar cada meta.

Capítulo 4

relaxamento para a vida toda

Como vimos nos dois capítulos anteriores, existem inúmeras técnicas para relaxar o corpo e a mente. No entanto, o objetivo de nossa jornada é fazer do relaxamento uma parte integral da vida, não simplesmente algo que fazemos quando as coisas apertam. Neste capítulo, veremos algumas estratégias de estilo de vida que podem ajudar a tornar o estresse uma coisa do passado.

Com sua saúde física e mental potencializada, você será capaz de lidar com mais facilidade com qualquer coisa que a vida colocar à sua frente. Duas mudanças que podemos fazer em nosso estilo de vida são adotar uma dieta saudável e desenvolver uma rotina de exercícios regulares (o que ajuda a queimar os hormônios do estresse e restaura os sistemas do organismo).

Além disso, é preciso procurar um equilíbrio saudável entre o trabalho e a vida pessoal, buscando fazer com que nem um nem outro causem estresse indevido. No trabalho, é necessário combinar a boa comunicação com a organização e a administração do tempo. Para obter o máximo da vida familiar, é preciso desligar-se das exigências do trabalho e encontrar maneiras de nutrir nossos relacionamentos pessoais.

Nas próximas páginas, você encontrará conselhos sobre como se alimentar de forma saudável, exercitar-se regularmente, gerenciar sua carga de trabalho e transformar seu lar em um oásis de tranquilidade. Por último, veremos maneiras de melhorar um relacionamento especial, para obter uma vida serena e de apoio mútuo.

VIDA SAUDÁVEL

A saúde faz parte da vida sem estresse. Com frequência, só damos valor à saúde quando aparece algo de errado. Se você der agora os primeiros passos para adotar uma dieta e um estilo de vida saudáveis (praticando exercícios, por exemplo), desfrutará no futuro de saúde e forma ideais, além de profunda satisfação de viver.

Muitas doenças, como problemas cardíacos ou pressão alta, estão relacionadas a dietas pouco saudáveis, com excesso de gordura animal, açúcar e aditivos artificiais e falta de carboidratos complexos integrais e fibras. Em média, um adulto deve reduzir o consumo de gordura em pelo menos um quarto. Procure obter as gorduras benéficas de sementes, grãos, peixes e óleos de oliva, canola e nozes. Prefira alimentos com baixo teor de gordura e grelhados a frituras. Abuse dos carboidratos complexos integrais (encontrados em cereais, arroz, pão e massa integrais e batatas assadas).

As frutas e as verduras contêm vitaminas essenciais (A, B, C e E), bem como minerais, antioxidantes e fitormônios. Coma no mínimo cinco porções de frutas e verduras por dia a fim de reduzir o risco de morte prematura por uma série de doenças, principalmente coronárias. No final das contas, uma maçã por dia pode ajudar a manter a saúde!

Beba bastante água (pelo menos seis copos por dia) e procure manter um peso saudável, certificando-se de não exceder suas necessidades calóricas (aproximadamente 2.000 por dia, para as mulheres, e 2.500, para os homens). Caso você fume, faça o possível para parar (muitas pessoas constatam que a hipnose ajuda, mas verifique com seu médico) e mantenha o consumo de álcool dentro do limite de dois ou três drinques por dia, para os homens, e de um a dois, para as mulheres.

É claro que não é só a dieta que nos mantém saudáveis. Exercitar-se regularmente ajuda a queimar todo o acúmulo de hormônios de estresse do corpo e a reduzir o risco de quase todas as doenças graves. Procure fazer exercícios por no mínimo 20 a 30 minutos, duas ou três vezes por semana. Você pode incorporar um pouco de exercício ao seu dia-a-dia caminhando sempre que possível. Por exemplo, procure fazer a pé uma parte do trajeto para o trabalho ou use as escadas, em vez do elevador.

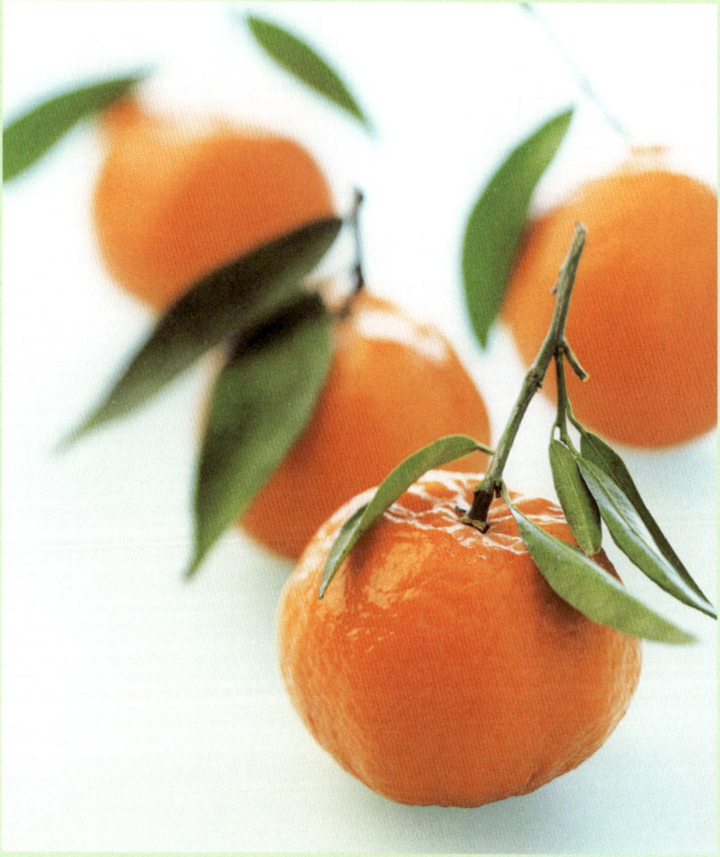

Dize-me o que comes e te direi quem és.

ANTHELME BRILLAT-SAVARIN

(1755-1826)

A alimentação é a maior de todas as medicinas.

UPANIXADES

(C. 800-C. 400 A.C.)

ENTRE EM CONTATO COM A NATUREZA

A natureza possui inúmeras armas para combater o estresse da vida moderna. Podemos desfrutar a variedade das mudanças sazonais e a diversidade da natureza. Entrar em contato com ela é um dos caminhos para o relaxamento.

Por ser muito variada, a natureza sempre terá um aspecto condizente com seu estado de espírito. Por outro lado, o contato com o mundo natural também pode melhorar o humor. Uma caminhada ao ar livre, por exemplo, é excelente para animá-lo quando se sentir abatido, principalmente no inverno. Mesmo se estiver chovendo, lembre-se de que, assim como o frio do inverno é sucedido pelo frescor da primavera, após a tristeza você sempre encontrará a alegria.

Entre em contato com a natureza sempre que possível. Faça uma caminhada em um parque, na praia ou em um lugar com vista bonita ou que seja inspirador e revigorante. Enquanto caminha, aprecie a beleza do meio ambiente. Repare nos detalhes das folhas e das pedras que encontrar pelo caminho – desfrute a combinação de formas, cores, texturas e padrões.

Mesmo que haja inúmeros espaços naturais belíssimos, nem todo mundo tem a chance de ir ao litoral ou ao campo com facilidade. Além disso, ficamos mais alheios aos ritmos cíclicos da natureza por causa das conveniências da iluminação artificial, do aquecimento e do ar-condicionado. Mas não é necessário se privar desses benefícios para entrar em contato com a natureza. Desfrute-a em sua própria casa abrindo as janelas e deixando o ar fresco entrar. Cultive plantas em vasos ou jardineiras. Além de ficar mais próximo do mundo natural, você aproveitará os efeitos terapêuticos de cuidar das plantas e vê-las crescer e florescer. Escolha diversas flores de cores vibrantes com perfumes delicados que lhe agradem. Lembre-se do que disse Mário Quintana: "O segredo não é correr atrás das borboletas... É cuidar do jardim para que elas venham até você".

UM PASSEIO NO PARQUE

Se você mora na cidade, um passeio no parque o ajudará a entrar em contato com a natureza. Explore-o com todos os seus sentidos.

1 Ao caminhar, tente perceber a textura do solo. Ele é fofo ou duro? Espesso ou fino? Sinta a brisa no rosto. Abaixe-se e toque na grama. Acaricie delicadamente as pétalas de uma flor, sinta como elas são lisas.

2 Desfrute os perfumes espalhados pelo ar. Sinta o perfume das flores, o cheiro de um pedaço de casca de árvore e de uma folha que se desprendeu. O que você escuta? Tente ouvir sons que não costumam ser notados, como o roçar das folhas, a água pingando, o gorjeio dos pássaros.

3 Explore as cores, formas e a vista das cercanias. Repare no que está próximo, a curta distância e longe de você para apreciar a variedade do mundo. Procure distinguir cada uma das folhas das árvores.

4 Faça este exercício em épocas diferentes do ano para perceber como os sentidos reagem às mudanças de estação.

Escale as montanhas e abra-se às suas boas novas.
A paz da natureza o inundará como o alvorecer se
espalha pelas árvores. Dos ventos receberá o frescor,
das tempestades a energia, e os problemas se
desprenderão de você como as folhas das árvores.

JOHN MUIR

(1838-1914)

Contemplo o meu mundo. Tudo conflui para
me trazer vitalidade e força. Observo os opostos;
ar e água, calor e frio, luz e escuridão –
tudo contribui para minha serenidade.

SANTO INÁCIO DE LOYOLA

(1491-1556)

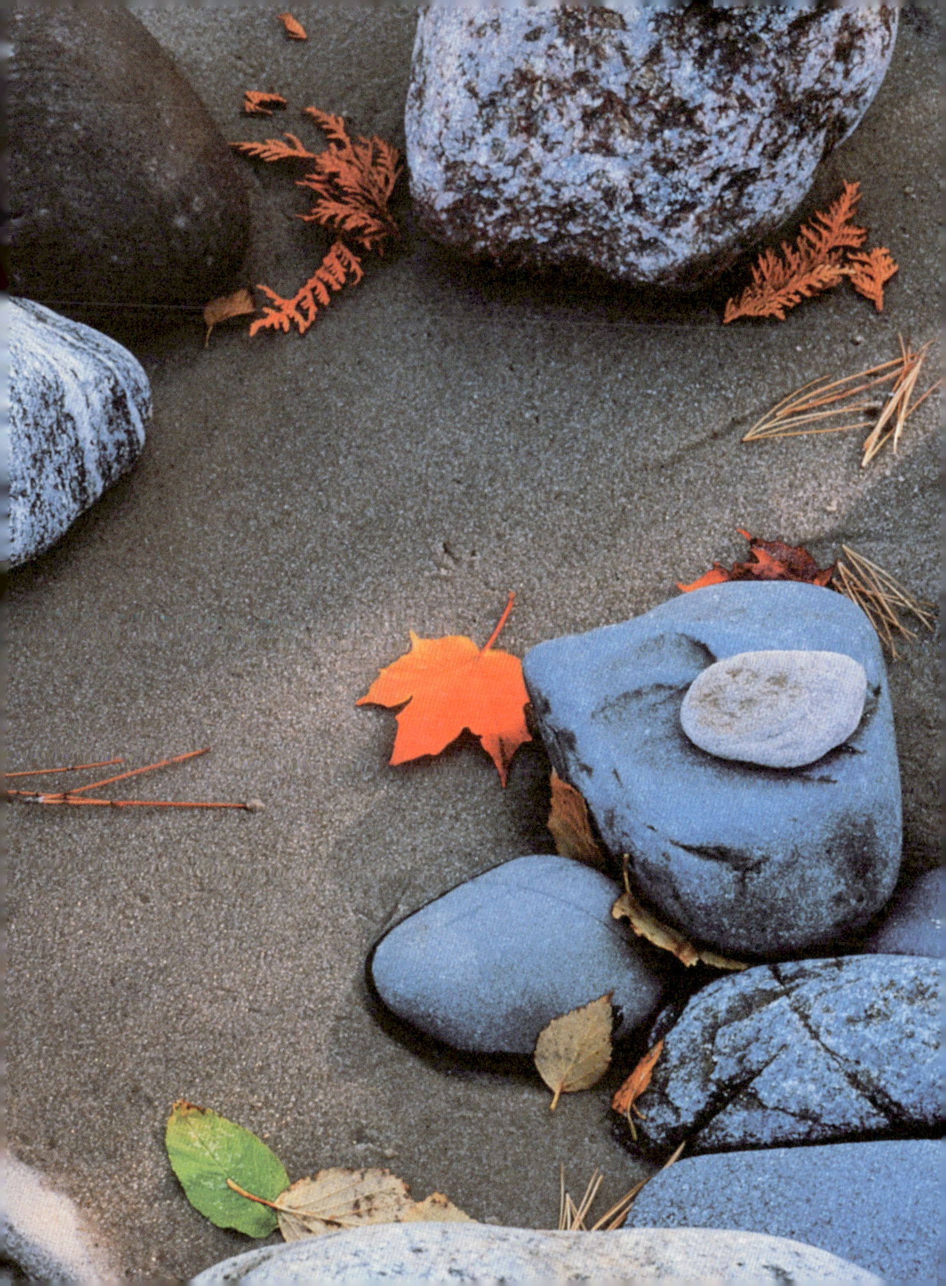

COMO LIDAR COM O TRABALHO

Além de ser fonte de satisfação, o trabalho também costuma ser uma fonte de ansiedade e ocupa uma parte do tempo precioso que temos para relaxar. Nosso tempo é finito, e quanto mais trabalhamos menos sobra para a diversão. Saber como lidar com o tempo e ser bem organizado é essencial para manter uma vida equilibrada e proporcionar uma divisão harmoniosa entre trabalho e diversão.

Para organizar o tempo no trabalho, comece criando uma lista de "coisas a fazer". Escreva todas as coisas para as quais você deve dar atenção e ordene-as segundo a prioridade. Realize as tarefas mais importantes e urgentes primeiro, e só então se dedique àquelas que podem esperar. Aprenda a dizer "não" quando necessário – não aceite mais trabalho do que é capaz de efetuar no prazo de que dispõe. Não perca tempo: decida o que precisa ser feito e faça. Aprenda a se controlar e a manter um ritmo de trabalho. Estabeleça pequenos objetivos, como "tenho de fazer isso até o dia X". Mantenha uma escala detalhada (de hora em hora), se isso ajudar. Lembre-se de reservar tempo extra para reuniões ou plantões inesperados. Mas, principalmente, faça intervalos regulares: você será mais produtivo se estiver descansado.

Prepare-se com antecedência para as reuniões. Faça uma agenda e atenha-se a ela. Estabeleça horários para as diferentes atividades, em vez de fazer um pouco de cada coisa ao mesmo tempo. Selecione as ligações mais importantes e fixe um tempo limite para realizar todas elas. Resolva possíveis imprevistos com rapidez.

Delegue o máximo possível de tarefas. Isso ajuda a aumentar seu tempo livre, o que não significa que você terá menos responsabilidades. As pessoas com autoestima elevada são as que melhor dividem o trabalho: renunciar a uma parte do controle não as incomoda. Seja claro ao distribuir as tarefas; peça para a pessoa fazer um relatório do que foi pedido. Explique corretamente as responsabilidades envolvidas em cada estágio da tarefa.

Acima de tudo, lembre-se de que o importante é "trabalhar para viver", e não "viver para trabalhar": nunca deixe que seu trabalho se torne a sua vida.

TENHA CALMA NO TRÂNSITO

Ficar preso no congestionamento ou chegar tarde no trabalho devido ao atraso de algum transporte público torna o seu dia ainda mais estressante. Quando isso ocorrer, faça este exercício para se acalmar. (Se estiver dirigindo, pratique-o somente enquanto o carro estiver parado.)

1 Recoste-se em uma posição confortável, com os braços relaxados ao longo do corpo. Inspire devagar e profundamente, concentrando-se nos movimentos do abdômen. Quando os pulmões estiverem cheios, expire, esvaziando-os completamente.

2 Mantenha o ritmo constante, contando até três ao inspirar e até quatro ao expirar. Repita, fazendo cinco respirações completas sem parar.

3 Pratique este exercício quantas vezes forem necessárias durante seu percurso. Note como você estará mais calmo quando chegar ao trabalho.

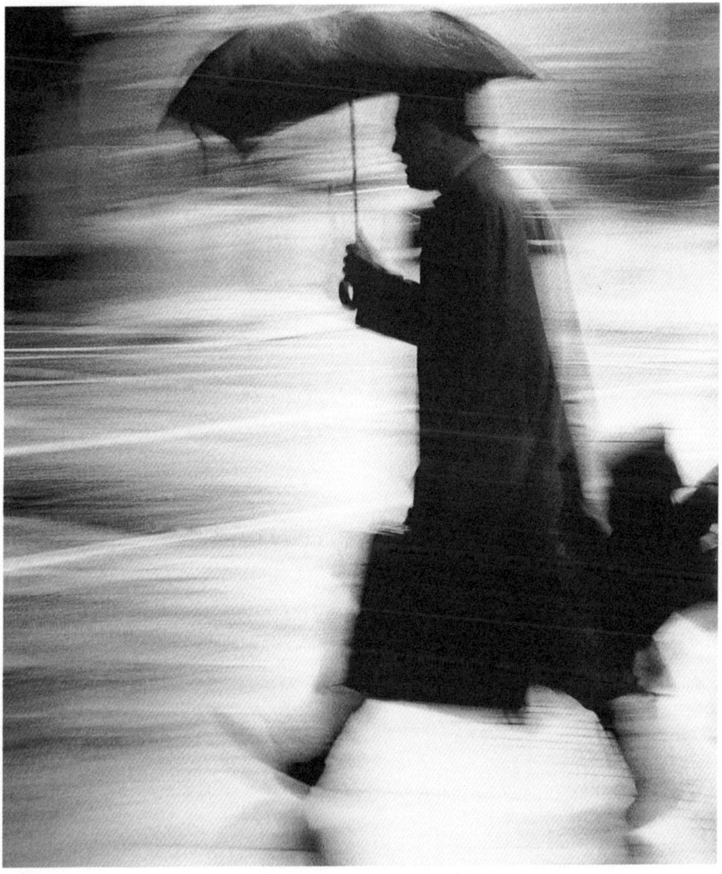

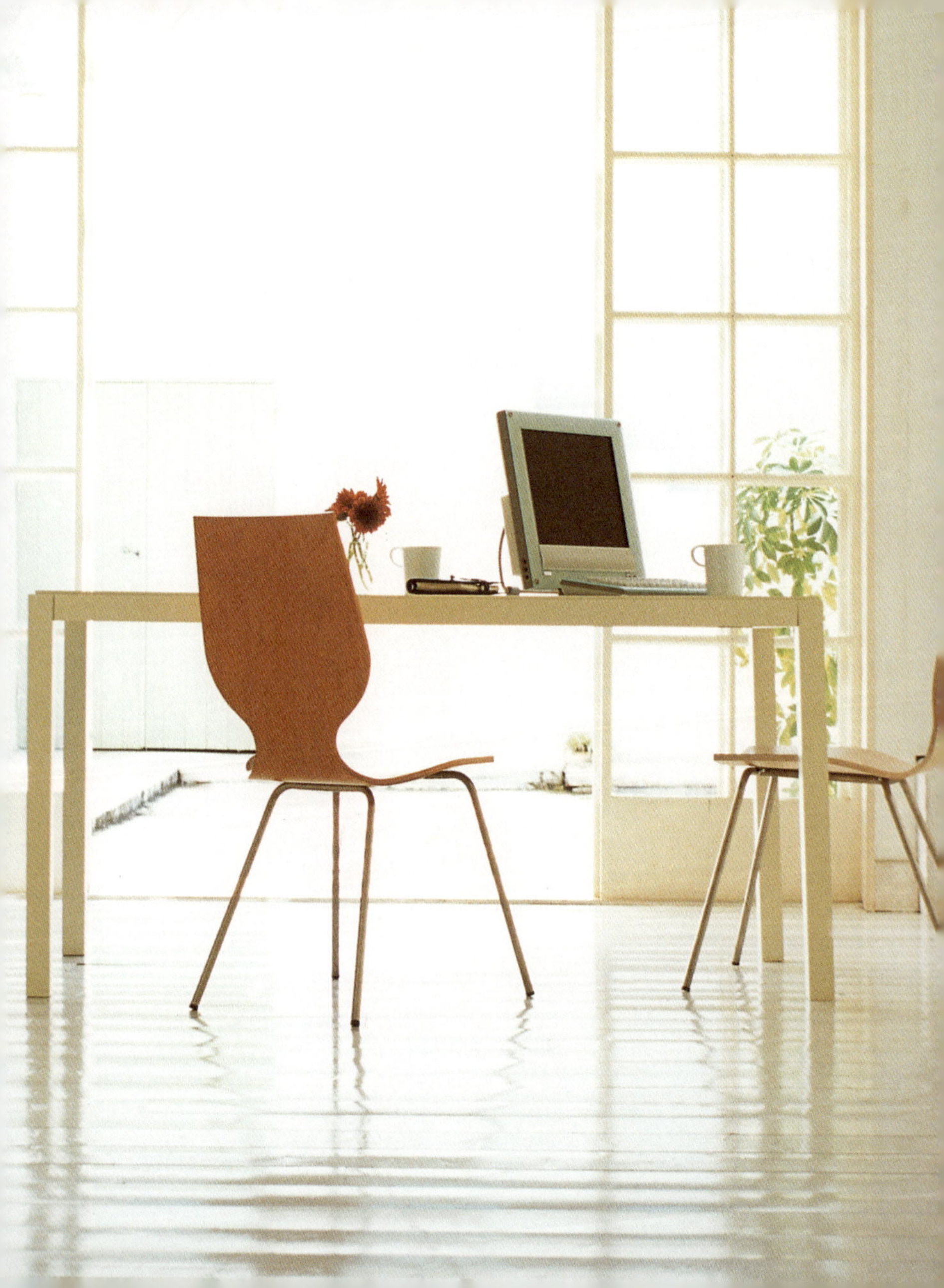

TRABALHO E DIVERSÃO

Tente não passar mais de dois terços do período em que você fica acordado trabalhando; reserve a outra parte para atividades relaxantes. Seja rigoroso: programe um despertador para tocar sinalizando o fim de seu horário de trabalho. Quando ele soar, arrume suas coisas para o dia seguinte e vá se divertir.

RECOMPENSE A SI MESMO

Faça uma lista de cinco atividades simples que o ajudam a relaxar. Anote ações como caminhar no parque, ligar para seu melhor amigo, ler o jornal do dia, cuidar do jardim, ouvir música e nadar. Fixe uma data para realizar cada uma dessas atividades após o trabalho: logo elas se tornarão uma parte natural de sua rotina.

ROTINA DE RELAXAMENTO

Muitas pessoas sentem dificuldade em deixar os problemas no local de trabalho ao fim do dia. Aprender a se desligar deles é uma habilidade valiosa e fácil de ser desenvolvida.

Incorporar um período curto de relaxamento exercido regularmente ao fim do expediente enviará uma mensagem para seu cérebro dizendo que é hora de descansar e se acalmar. Por exemplo, você pode ficar alguns minutos pensando no que foi realizado durante o dia – sinta-se bem com isso! Escreva uma lista de "coisas a fazer" para o dia seguinte, arrume sua mesa, desligue o computador e ligue a secretária eletrônica. Também é uma boa ideia sentar-se em silêncio (no banheiro, se você não quiser ser incomodado) e fazer um exercício simples de relaxamento durante cinco minutos. O exercício da página 47 ou o da página 50 são boas opções.

Se as técnicas de respiração não lhe agradarem, faça uma visualização. Imagine que seu tempo de trabalho e seu tempo de lazer ocupam caixas diferentes e visualize os problemas do trabalho na caixa relativa a esse ambiente. Imagine-se pressionando a tampa e fechando a caixa com firmeza. Convença-se de que os problemas da caixa do trabalho não podem invadir a caixa do lazer.

Assim que seus pensamentos estiverem organizados, saia imediatamente do escritório. Evite levar documentos do trabalho consigo e acostume-se a desligar o telefone celular ou o pager ao chegar em casa.

Lembre-se de que o trajeto até sua casa também pode ser uma boa oportunidade para se desligar do trabalho. Se você costuma pegar o ônibus ou o metrô, por que não ler um livro, jornal ou revista? Se voltar dirigindo seu carro, ouça música ou um audiolivro.

Caso você trabalhe em casa, reserve um cômodo específico para trabalhar. No fim do dia, arrume sua mesa e tire um tempo para se desligar da rotina (ver página anterior), depois feche a sala e só volte no dia seguinte.

É excelente exercitar-se após o trabalho, pois a atividade física elimina os resíduos dos hormônios do estresse. Percorra uma parte do trajeto de volta a pé ou frequente uma academia.

FUGA INTERIOR

O objetivo desta visualização é ajudá-lo a deixar suas preocupações de trabalho de lado. Se achar útil, procure incorporá-la à sua rotina de fechamento do dia.

1 Sente-se confortavelmente, feche os olhos e respire fundo lentamente. Visualize um balão de ar quente de cores vibrantes ancorado ao solo.

2 O balão é convidativo – uma ótima maneira de escapar das pressões do dia – e balança suavemente movido pela brisa. Imagine-se entrando no cesto de palha.

3 Você olha para baixo, procurando descobrir como decolar, e vê que há pedras para deixar o cesto pesado: elas representam seus problemas durante a jornada de trabalho.

4 Lance as pedras para fora, uma a uma. Logo o cesto começa a balançar e, em pouco tempo, o balão se porá a subir. Bem alto no céu, você se sente livre: imagine por alguns minutos que está voando na brisa suave sob um sol cálido e acolhedor.

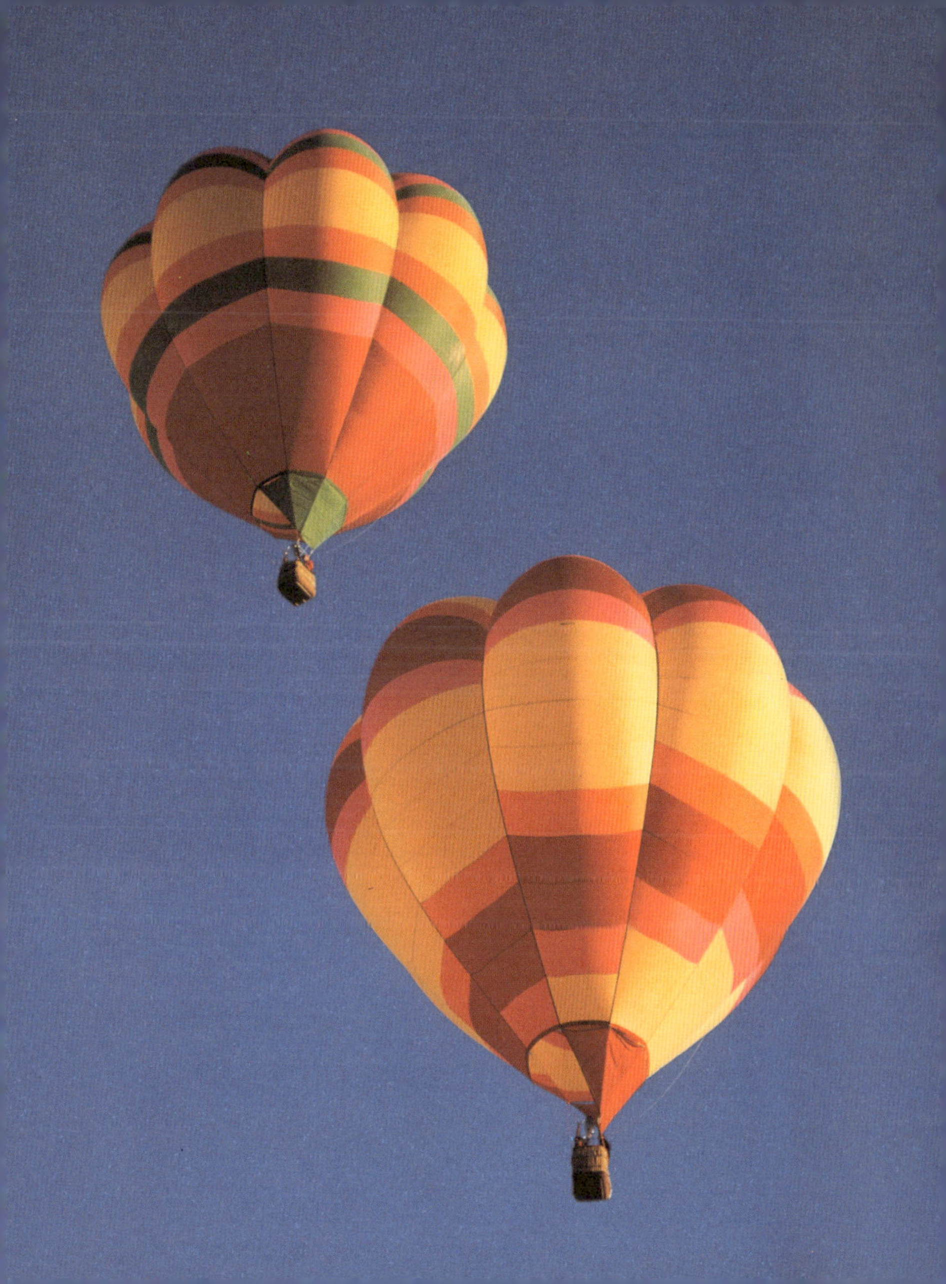

CRIE UM SANTUÁRIO

O lar deve ser um lugar seguro e pacífico onde possamos nos refugiar das pressões do mundo lá fora. Viver em um ambiente simples e despojado é um dos melhores meios de fazer da tranquilidade parte do seu cotidiano.

O *feng shui* (que significa "vento" e "água") é a arte chinesa de organizar os espaços cotidianos segundo as forças do universo. Para o *feng shui*, os padrões de energia que atuam no lar estão entre as influências mais importantes para a vida e podem ser usados para criar um local harmonioso e protetor, propício ao relaxamento, à saúde e à prosperidade.

O primeiro passo para harmonizar sua casa é esclarecer qual é o propósito de cada cômodo e qual atividade deve acontecer ali. Procure criar uma atmosfera apropriada à função de cada um deles. Por exemplo, o quarto deve ser um lugar calmo e tranquilo, projetado para o sono e a intimidade. Evite utilizá-lo para qualquer outro propósito, como o trabalho, por exemplo. Caso seja inevitável transformar parte de seu quarto em área de trabalho, separe-a com um biombo. Isso ajudará a segregar a energia tranquila associada ao sono da energia ativa do trabalho.

A luz natural exerce um efeito revigorante e restaurador sobre o bem-estar. Onde for possível em sua casa, deixe a luz do sol entrar – talvez filtrada por cortinas de musselina fina, para criar um clima mais relaxante. Luminárias e abajures de parede ajudam a produzir uma ambientação mais suave para a noite (especialmente se tiverem reguladores de iluminação instalados), propiciando vários pontos de luz em lugar de apenas um só foco suspenso.

Ao fazer de seu lar um santuário, busque reproduzir a natureza utilizando a paleta da terra, com serenas nuances de verde, creme e bege compensadas por tons ricos, mas sutis, de terracota, ocre ou canela. Tecidos naturais, como linho, algodão e juta, bem como acabamentos em madeira ou pedra, completarão o visual.

Pequenos elementos individuais, como almofadas ou xales, plantas e itens decorativos, possibilitam que você personalize o espaço com suas cores e estampas favoritas.

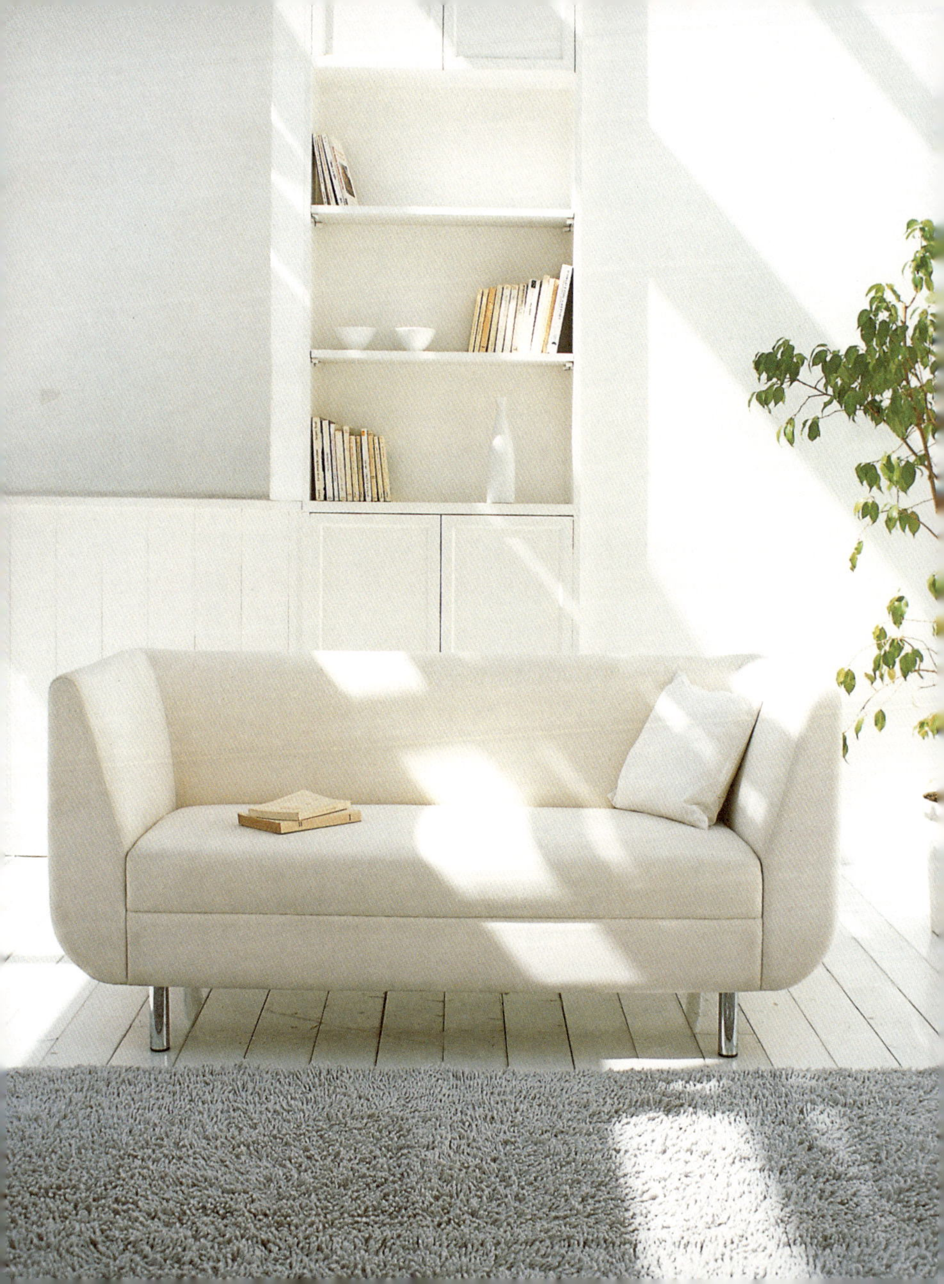

TONS RELAXANTES

No *feng shui*, acredita-se que as cores tenham propriedades diferentes. O azul é um tom sereno, mas não deve ser usado em excesso em um cômodo – especialmente o azul-escuro, que absorve e retém energia de maneira imprevisível. Creme, tons de branco e bege são adequados para qualquer cômodo. Verdes claros são bons para o banheiro e a sala de estar. Amarelo e cores fortes de terra vão bem na cozinha, e tons suaves e acolhedores de pêssego ou rosa são tranquilizadores para o quarto. Vermelho e laranja fortes são considerados opressores e, portanto, inadequados para ser usados em casa.

JUNTOS, ENCONTREM A TRANQUILIDADE

Até mesmo o mais bem-sucedido dos relacionamentos pode, às vezes, gerar ansiedade. No entanto, os relacionamentos íntimos baseados em respeito, confiança, boa comunicação, afabilidade e empatia são altamente recompensadores e merecem ser cultivados.

Aproveite bem o tempo que você passa com seu parceiro. Priorize seu relacionamento diante do trabalho: as pessoas que você estima estarão ao seu lado muito tempo depois de o expediente ter acabado. Reserve tempo para fazer coisas agradáveis e relaxantes junto delas, como passeios e piqueniques ou visitas a museus e galerias de arte. Compartilhem experiências: façam juntos um curso de windsurfe ou de idiomas, ou aprendam a mergulhar, por exemplo.

Transformem o relaxamento em um deleite mútuo: tomem um banho à luz de velas, meditem ou corram juntos.

Usem o tempo livre sabiamente. Em vez de tirarem uma semana inteira de férias, talvez seja melhor sair apenas um ou dois dias, para passar um fim de semana prolongado na companhia um do outro. Utilize esse tempo bem aproveitado para revitalizar e fortalecer o relacionamento.

Inevitavelmente, as relações passam por períodos de mudança e até de desacerto. Em tempos difíceis, expresse-se de maneira calma e honesta. Seja assertivo, mas não agressivo, e defina claramente suas prioridades. Ouvir é tão importante quanto falar, portanto não interrompa o outro. Esteja pronto para perdoar – ninguém é perfeito. Dê espaço ao seu parceiro para errar de vez em quando. Expresse suas opiniões e convicções e seja honesto caso não entenda algo que ele esteja dizendo. Seja sempre você mesmo e lembre-se de que tem o direito de ser respeitado – do mesmo modo, seu parceiro também deve ser respeitado.

Uma reclamação comum de casais é que as mágoas antigas vêm à tona sempre que há uma discussão. Prometam um ao outro se comunicar abertamente e resolver os problemas conforme surgirem. Uma vez resolvidos, deixem-nos de lado e não os tragam de volta a menos que isso seja realmente relevante. Durante uma discussão, atenha-se ao assunto em questão. Se estiver aborrecido com alguma coisa em particular, exponha-a a seu parceiro. Diga-lhe qual é o problema e como se sente. Depois, dê-lhe a chance de se explicar.

Assim que tiver em seu coração essa coisa
extraordinária a que chamamos amor e dele
sentir a profundidade, a delícia e o êxtase,
descobrirá que para você o mundo se transformou.

JIDDU KRISHNAMURTI

(1895-1986)

Este é o milagre que acontece sempre
a todos os que amam verdadeiramente:
quanto mais dão, mais têm.

RAINER MARIA RILKE

(1875-1926)

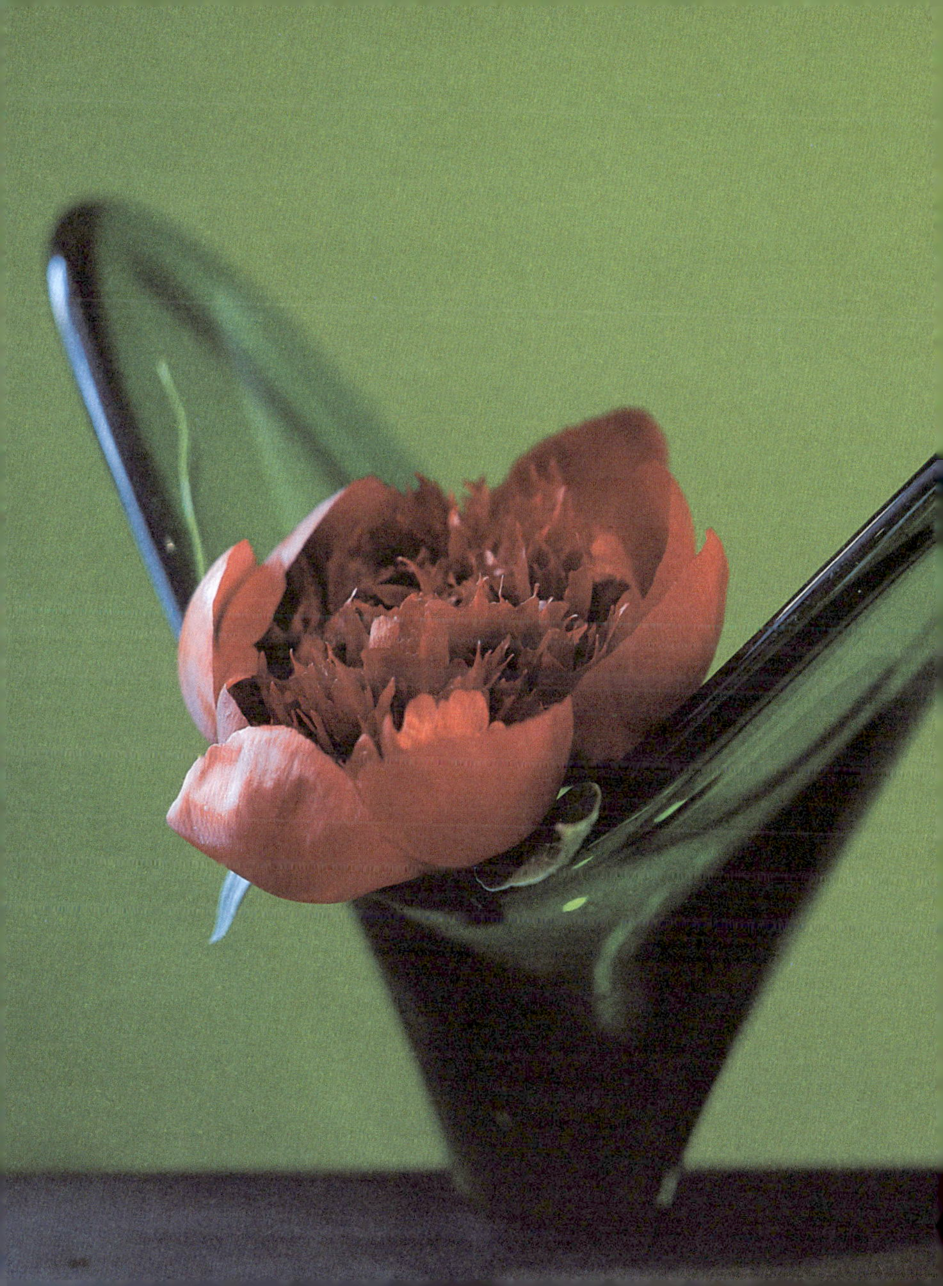

ÍNDICE

ÍNDICE

CRÉDITOS DAS FOTOS

A editora gostaria de agradecer às seguintes pessoas, museus e bancos de imagens pela permissão de reproduzir seu material. Todos os esforços foram realizados para identificar os detentores dos direitos de imagem. Entretanto, nós nos desculpamos caso tenha havido alguma omissão e faremos, se informados, as devidas correções em edições futuras.

Página 11 Digital Vision **17** Roy Mehta/Photonica **23** Getty/Stone **24** Yukimasa Hirota/Photonica **27** Bruce Coleman **28** Takeshi Odawara/Photonica **35** Getty/Stone **36** Minori Kawana/Photonica **39** Johner/Photonica **42** Jake Wyman/Photonica **45** Hajime Matsu/Photonica **46** ImageState **48** Shiochi Itaoga/Photonica **51** Bruce Coleman **56** DBP **59** Kangaro Nakagawa/Photonica **60** NeoVision/Photonica **63** Elaine Mayes/Photonica **64** Joanne Duan/Photonica **69** Kauro Mikami/Photonica **71** Doug Plummer/Photonica **72** Paul Yozdic/Photonica **78** Getty/Image Bank **81** IPS/Photonica **82** Jake Wyman/Photonica **87** Getty/Stone **88** SS Yamamoto/Photonica **93** Hironori Okamoto/Photonica **94** Getty/Stone **100** DBP **105** Getty/Stone **107** Getty/Stone **111** Gari Wynn Williams/Photonica **112** Neo Vision/Photonica **117** Image State **120** Neo Vision/Photonica **125** DBP/David Hiscock **CAPA** Luca Tettoni/Corbis/Latin Stock